腰痛世界の歩き方

高橋弦

幻冬舎ルネッサンス新書
256

プロローグ

T氏は長引く腰痛に悩まされていました。一刻も早く治したいと願った彼は「腰痛治療の名人」を探し求め、長い旅に出ます。

最初の整形外科医には「異常なし」と言われ、それで終わり。続いて行った整体院では「姿勢がわるい」と言われ、整骨院では「インナーマッスル硬結《こうけつ》」ということでもみほぐしを受けたうえ、〝カリスマ先生〟に「背骨の歪み」の整復を受けるも治らずに見放され、別の整形外科医には「椎間板ヘルニア、臼蓋《きゅうがい》形成不全、脊柱管狭窄症。運動療法を一生やるよう」と宣告され、〝内視鏡手術の名医〟には「椎間板変性だ。手術はできない」と突き放され、理学療法士には「ＰＮＦ療法」を受け、愛犬のかかりつけの獣医に鍼を打ってもらい、藁にもすがる想いの〝超能力者〟のパワーは1日しか効かず、〝鍼の大家〟には「鍼では治らない」とそっぽを向かれ、別の整形外科〝名医〟には「原因不明」とされ、そして心療内科医には「典型的な心因性腰痛」と抗うつ薬と睡眠薬を処方され……。

このエピソードは実話（!!）です。T氏とは……もちろん、私ではなく「冒険家にして辺境作家」の高野秀行さんのこと。高野さんの名著（怪著?）『腰痛探検家』（集英社文庫）[1]は文庫本で手に入るので、ぜひお読み下さい。この本で、高野さんは冒険家らしく、自らが体験した治療の世界を「腰痛ジャングル」と呼んでいます。この日本に〝未知の動物（UMA）〟ならぬ、さまざまな「未知なる治療法と自称治療名人たち」が棲む〝秘境〟があった！というわけです。辺境冒険家の高野さんは「誰も行かないところに行き、誰もやらないことをする」がモットーゆえに、あえて〝さまよった〟のかもしれませんが、同じような腰の痛みで少なくとも3、4箇所をめぐった経験のある患者さんは、世にたくさんいらっしゃるでしょう。

同書に登場する「民間療法の名人たち」はいずれも自分の治療法に自信を持っており、高野さんに熱っぽく自説を語ります。しかし高野さんの友人は、治療名人の言うことは〝ラーメン屋のオヤジ理論〟だと断じるのです。〝ラーメン屋のオヤジ理論〟とは、ひと言で言えば「自分の治療でよくなる患者はいる。だから自分は正しいのだ」という論理です。[1]

高野さんは、治療名人たちについて「実際の成功率は3割程度では？」と冷静な（？）推定をしています。しかし、「変わった人が好き！」という高野さんの性格によるのでしょう、熱く持論を語る民間療法の〝名人〟たちにはとても好意的です。その一方で「異常はない」「年のせい」「手術の対象外」「心因性」と言うだけの医者たちには憤慨しています。

腰痛は「ありふれた」病気です。かく言う筆者も30代には椎間板ヘルニアに悩まされました。勤務先の病院でぎっくり腰となり、ストレッチャーに乗せられてレントゲン室の前で待機させられていると、その隣へ自分が執刀予定の腰痛患者さんがストレッチャーに載せられてきて、私の姿を見ていたく同情して下さった（そして、とても不安そうだった……）という、笑うに笑えない話もあります。「ミイラ取りがミイラになった」わけですが、このようなエピソードは腰痛の高い有病率を考えれば、世界中至るところに転がっているかもしれません。

＊1　「全然美味くないのにオヤジが自信満々のラーメン屋は多い。オヤジは『うちの店の客は皆美味いと言っている』と言う。でも、実際はまずかったら行かなくなるだけ。店に行くのはオヤジの味が好きだという客、ただ近いから来る客、ラーメンならばなんでもいい客だけになる。そしてオヤジ本人はこの事実に気づかない」という〝理論〟。

腰痛になったら、皆さんはどうしますか？　「腰痛なんてありふれた病気、開業医や整骨院（接骨院）で充分」と思われますか？　それとも「テレビで〝本当は怖い腰痛〟をやっていた。がんかもしれない。見逃されたら大変だ！　大病院にかからねば」と考えますか？　あるいは「ネットや本を読めば、原因は椎間板ヘルニアだとわかる。だから椎間板ヘルニア手術の名医を探そう」と行動しますか？　はたまた高野さんのように「治療名人」を求めて、あてもなくさまよいますか？

残念ながら、こうした行動にはいずれも「腰痛ジャングルの落とし穴」に陥る可能性があります。その〝落とし穴〟とは「痛みの原因と治療方法の不一致による失敗」です。このことを理解していただくために、私は本書を書きました。

皆さんは「疼痛学」という学問があるのをご存じでしょうか？　これは痛みを専門的に研究する医学の分野で、動物実験などの基礎研究と痛みをもつ患者さんに関する臨床研究から成り立っています[(2)]。以下、本書では痛みの基礎研究を特に〝疼痛科学〟と呼ぶことにします。[2]まず、疼痛科学の研究により明らかにされてきた「痛みのしくみ」について最初に解説し、続いては「痛みのしくみ」に基づいて「運動器の痛み」「腰痛という病気」「腰痛の治療」について説明します。最後に、世に多い「腰痛の治療者」に関する私の見方をご紹介します。

本書は「間違いだらけの腰痛治療」を批判するものではなく、「すばらしい腰痛治療」を推奨するものでもありません。「お手軽な自己診断法」や「自分でできる簡単な治療」も紹介しません。薬と運動療法についても具体的な解説は何も示していません。

そうした「腰痛ジャングル」に迷わないため、立ち入る前に一読してほしい〝ガイドブック〟――それこそが本書の目指す、ささやかなゴールです。

＊2 神経の病気に関する臨床研究分野は「神経学（Neurology）」、神経と脳のしくみに関する基礎研究分野は「神経科学（Neuroscience）」という。本書ではこの表現を踏襲した。疼痛科学という用語は一般的ではない。「痛みの神経科学（Pain Neuroscience）」という言葉は使われている。

腰痛世界の歩き方

目次

図版

体組織にある侵害受容器の構造。図は３種類（化学、温度、機械）の受容体をもつポリモーダル受容器を示している。細胞膜に存在する侵害受容体はイオンチャネル（灰色）であり、刺激を受けると中心の孔（チャネル）が開き、細胞外の陽イオン（ナトリウムイオン、⊕）が細胞内に流入することにより活動電位が生じる。活動電位は隣接する電位依存型ナトリウムチャネル（白色）を次々に開いていき、一次求心性線維を活動電位が伝播していく。この現象が神経伝導である。

体組織が損傷された場合には炎症が生じる。損傷された体組織細胞、運ばれてきた炎症性細胞、そして侵害受容器それ自体からも炎症物質や炎症メディエーターなどの化学物質が放出される。これらの化学物質は細胞膜にある化学受容体（イオンチャネルではない）がとらえ受容器内部で一連の反応を起こし、活動電位が発生しやすい状態に変える。これを感作（末梢性感作）という。

３種類の侵害受容体の機能を止める薬物は存在しない。つまり「痛み止め」というものはない。経口薬である抗炎症薬（NSAIDs）は炎症物質のひとつであるプロスタグランジンの合成を阻害することにより感作を抑制する。つまり「炎症時の痛み減らし」である。注射で投与する局所麻酔薬は電位依存型ナトリウムチャネルに作用して神経伝導を止める。つまり「痛み消し」である。（ただし、効果は短時間で消失する）

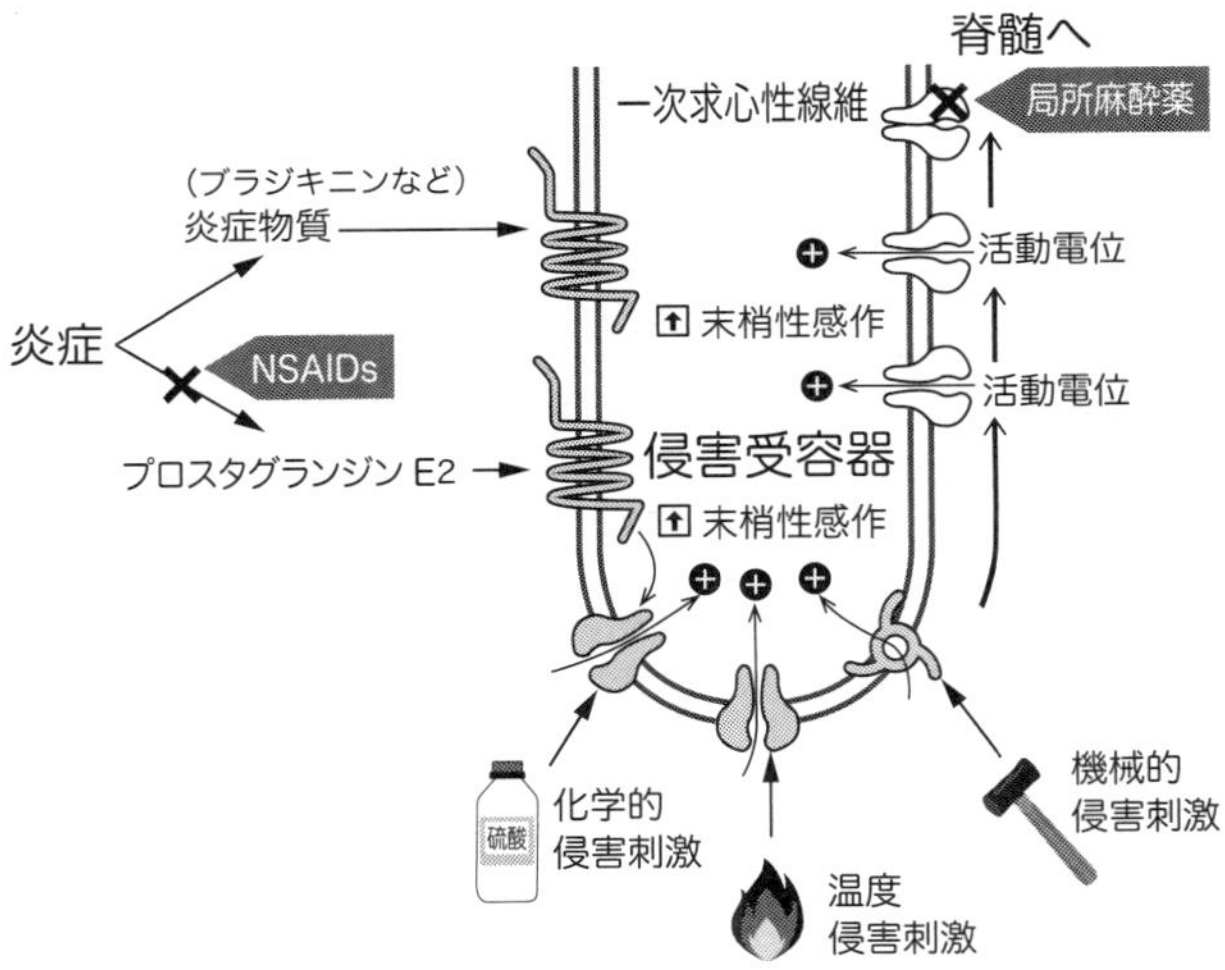
脊髄へ
一次求心性線維
局所麻酔薬
（ブラジキニンなど）
炎症物質
炎症
NSAIDs
プロスタグランジン E2
末梢性感作
活動電位
活動電位
侵害受容器
末梢性感作
硫酸
化学的
侵害刺激
温度
侵害刺激
機械的
侵害刺激

図１：侵害受容器

一次感覚線維を伝わり脊髄に到達した活動電位は、最後に一次求心性線維の末端にあるカルシウムイオンチャネル（灰色）を開く。流入した陽イオン（カルシウムイオン、⊕）は神経線維末端からグルタミン酸（Ⓖ）などの興奮性神経伝達物質を放出させる。放出された興奮性神経伝達物質は一次求心性線維と二次求心性細胞（脊髄後角細胞）の間のシナプス間隙を通って、脊髄後角細胞の受容体にとらえられ活動電位を発生させる。

二次感覚細胞が連続性に刺激されると、あるいは一次求心性線維から神経ペプチドなどの神経伝達物質が放出されると、別のイオンチャネル（黒色）が開き活動電位が増強される。これを中枢性感作という。中枢性感作は上行する信号を強めるアクセルのようなものである。

脊髄には介在神経細胞が存在し、GABA（γアミノ酪酸、(ⒼⒶ))という抑制性伝達物質をシナプス前後の神経線維に向けて放出する（図はシナプス後のみ描いている）。抑制性伝達物質をとらえたイオンチャンネルは陰イオン（塩素イオン、⊖）を細胞内に流入させて活動電位の発生を抑える。これが抑制の機序である。介在細胞は末梢（皮膚の触覚）から上行してきた活動電位により、あるいは脳幹から下行してきた活動電位によって放出されるセロトニン（Ⓢ）とノルアドレナリン（ⓃⒶ）により興奮する。つまり皮膚刺激、セロトニン、ノルアドレナリンはシナプスにおける信号の伝達を抑制する。抑制機能は上行する信号を弱めるブレーキのようなものである。

シナプスでは体組織の受容体に発した活動電位が促進または抑制される。つまり脊髄は上行する侵害感覚を調整する機能をもつ。

神経障害性疼痛治療薬の一種であるプレガバリンなどはカルシウムチャネルを閉じ、カルシウムの細胞内への流入を阻止する。SNRI（セロトニン・ノルアドレナリン再取り込み阻害薬）は介在神経細胞の抑制機能を高める。オピオイドは感覚神経線維のさまざまな点に作用し、陽イオン（カリウムイオン、⊕）を細胞外に移動させることにより活動電位の発生を抑制する。

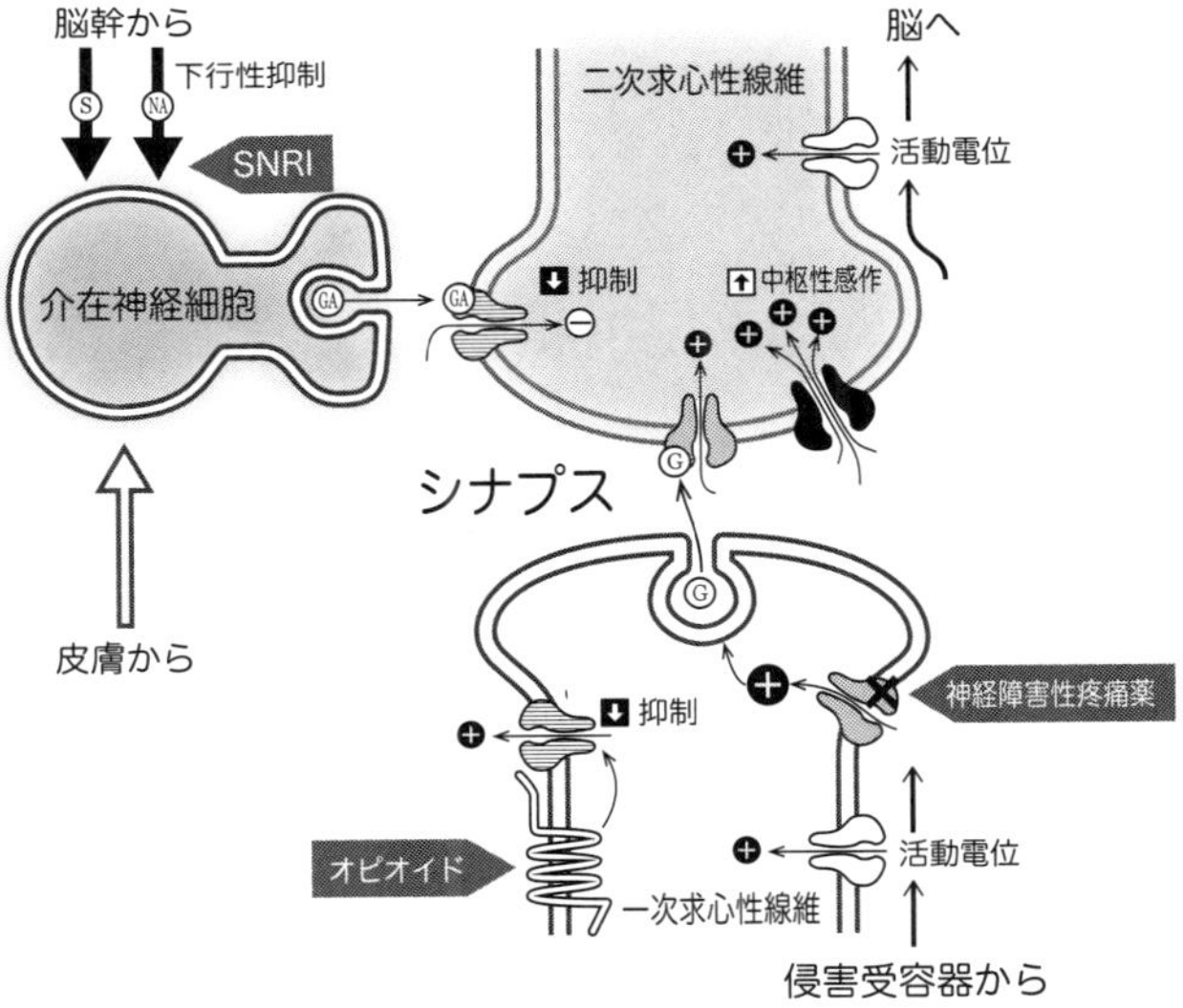
脳幹から
下行性抑制
S
NA
SNRI
介在神経細胞
GA
GA
二次求心性線維
脳へ
活動電位
抑制
中枢性感作
シナプス
G
G
皮膚から
神経障害性疼痛薬
抑制
オピオイド
活動電位
一次求心性線維
侵害受容器から

図2：脊髄

・情動

脊髄で調整された侵害感覚情報はふたつの道に分かれ、脳へ投射する経路を上行して行く。ふたつあるそのひとつが進化的に古い経路である、脊髄網様体《もうようたい》路、脊髄視床下部路、旧脊髄視床路である。これらは痛みの情動成分、つまり〝どのように〟痛むのかを分析する経路である。

これらの細胞核群で調整された情報は、三次求心性線維に送られる。脳幹の細胞核群は辺縁系に向けてセロトニン（Ⓢ）、ノルアドレナリン（㊨）などの神経修飾物質を上行性に送る一方、脊髄に向かって下行性に神経修飾物質を送り、脊髄の抑制性介在細胞を興奮させる。脊髄からの情報と脳幹を経た情報は、間脳の視床下部にも送られる。視床下部はホメオスタシス（身体恒常性維持）の中枢であり、侵害感覚が届くと体全体に指令を発する。

脳幹の細胞核からは大脳の辺縁系に信号が送られる。辺縁系はさまざまな情動を生み出すが、痛みの不快情動は側頭葉にある扁桃体《へんとうたい》でつくられる。同じく側頭葉にある海馬《かいば》は不快情動を記憶する。前帯状回《ぜんたいじょうかい》、島《とう》皮質（前部）、前頭前野内側部などの大脳皮質は不快情動の知覚を担っている。

辺縁系からは下行性に中脳の中心灰白質に信号を送っている。中心灰白質は視床下部とともに情動の出力を担う中枢である。中心灰白質の活動により脳幹の橋《きょう》や延髄にある神経核群の活動が高まり、脊髄に向けてアドレナリン、セロトニンなどの神経修飾物質が放出される。

鎮痛薬のアセトアミノフェンの作用機序として脳幹下行性抑制系の賦活が考えられている。オピオイドは脳幹神経核にも作用してドーパミンの放出を促し、辺縁系における快情動を高める作用もある。

・感覚

脊髄からの進化的に新しい経路である新脊髄視床路を通って上行した活動電位は、脳幹を通過して間脳の視床外側部に至る。視床外側部では侵害感覚の空間的範囲などが再整理される。視床外側部を経た活動電位は頭頂葉にある体性感覚野と島皮質（後部）に送られる。これらの皮質は痛みの位置感覚の知覚を担っている。つまり体の〝どこが〟痛むかを決めている。頭頂葉連合野では痛み感覚と視覚との統合がなされており、姿勢や運動と関係した痛み感覚が処理されている。

・認知

前頭葉の前方部分である前頭前野のなかでも前頭前野背外側《はいがいそく》部はヒトで著しく発達している。前頭前野背外側部では痛みの意義、判断、疼痛関連行動の決定、社会生活上の痛みのもつ意味の認識など、痛みの高度な処理が行われている。

・ペインマトリックス

痛みに関連して活動する脳の領域をペインマトリックス（痛み関連領域）という。痛みはペインマトリックスの神経活動の結果として知覚され、意識される。ペインマトリックスは上述の痛みの情動、感覚、認知の関連領域から構成されるが、近年の機能的脳画像の研究により後帯状回《こうたいじょうかい》など安静時に活動する領域、大脳基底核や小脳など運動を担当する領域も痛みの知覚に関与していることが報告されている。

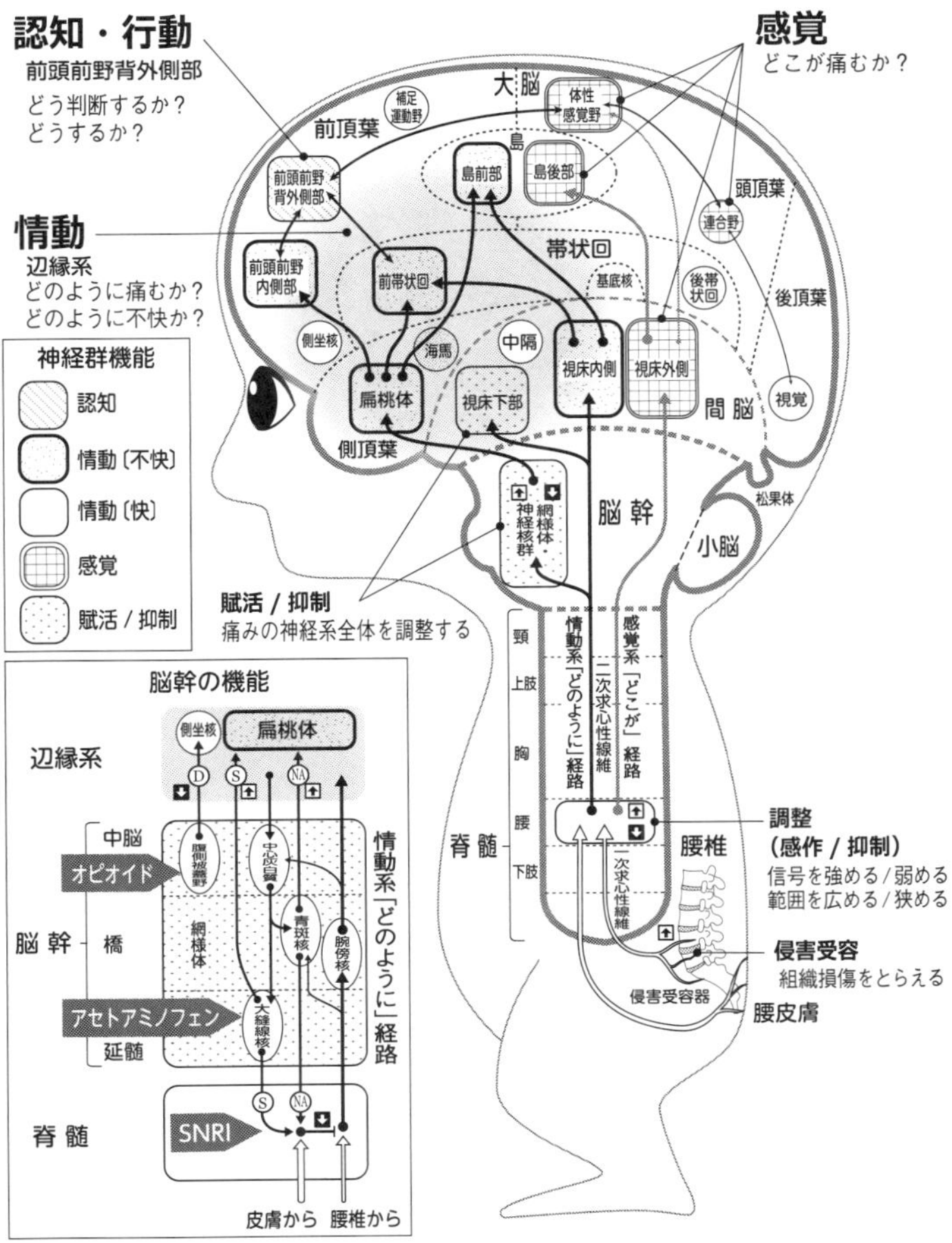
認知・行動
前頭前野背外側部
どう判断するか？
どうするか？
感覚
どこが痛むか？
大脳
補足運動野
体性感覚野
前頂葉
島
島前部
島後部
頭頂葉
前頭前野背外側部
連合野
情動
辺縁系
どのように痛むか？
どのように不快か？
帯状回
前頭前野内側部
前帯状回
基底核
後帯状回
後頂葉
側坐核
海馬
中隔
視床内側
視床外側
扁桃体
視床下部
間脳
視覚
側頂葉
神経群機能
認知
情動〔不快〕
情動〔快〕
感覚
賦活 / 抑制
神経核群
網様体・
脳幹
松果体
小脳
賦活 / 抑制
痛みの神経系全体を調整する
頸
上肢
胸
腰
下肢
脊髄
情動系「どのように」経路
二次求心性線維
感覚系「どこが」経路
一次求心性線維
腰椎
調整
（感作 / 抑制）
信号を強める / 弱める
範囲を広める / 狭める
侵害受容
組織損傷をとらえる
侵害受容器
腰皮膚
脳幹の機能
辺縁系
側坐核
扁桃体
D
S
NA
中脳
オピオイド
腹側被蓋野
中心灰白質
脳幹
橋
網様体
青斑核
腕傍核
アセトアミノフェン
大縫線核
延髄
情動系「どのように」経路
脊髄
SNRI
S
NA
皮膚から
腰椎から

図3：脳幹と大脳

序章

基礎医学と臨床医学

私は私立の整形外科診療所で働いています。建物は本院となる総合病院の隣に建っており、本院にも整形外科があるので、道路を隔てて同じ系列のふたつの整形外科があるという、ちょっと珍しい構成をしています。私の経歴もまたちょっと変わっているので、最初にご紹介させていただきましょう。

ほとんどが個人経営である町の診療所の医者は、まず大学病院などの大病院で研修を積んだ後に30～40歳で独立し開業します。私の場合は、初期の研修コースはふつうですが、その後は35歳から50歳まで、昼間は障がい児施設の医師として働き、夜は大学の研究室で基礎研究（動物実験）を行うという生活を送ってきました。臨床医としての本格的な診療に〝復帰〟したのは50歳になってからです。臨床ひとすじの同世代の仲間に比べると15年の〝遅れ〟があったので、この10年間は必死にがんばってきました。そして、医師になってから今日に至るまで、一貫して「わからないことは自分で研究する」をモットーとしてきました。

研究者というと、実験室で試験管をにらんでいる人をイメージすることが多いと思いますが、医学の研究には基礎研究と臨床研究とがあります。基礎研究は医者でなくてもできますが、臨床研究は患者さんを対象とする研究であり臨床医にしかできません。[1] 基礎医学の分野では、研究成果は英語で発表します。最近では臨床医学論文も英語で発表することが当たり前となりました。そんななか、私はこの10年間の臨床研究の成果はおもに日本語で発表してきましたが、そのことが幸いして（？）広く一般の読者の皆さんにも私の論文をお読みいただけるのはうれしい点でもあります。

基礎医学は「病気の解明」と「新しい治療（おもに薬）の開発」を目的とする、どちらかというと化学や生物学に近い分野です。基礎医学の研究者は大学医学部、大学病院、医学研究所などにいて、「試験管を眺め、顕微鏡をのぞいている人たち」です。ノーベル医学賞の受賞者の多くは、この基礎研究者です。基礎医学は臨床医学に比べると、論理と科学性においてまさっています。基礎医学者は物理学者、化学者と同じく「科学者」です。

しかし、科学者は研究者であっても医者ではありません。山中伸弥先生（元整形外科

＊1　衛生学など基礎医学系の研究者や病理医も、患者さんのデータを扱う研究を行うことがある。

医！）はノーベル賞授賞後に「ｉＰＳ細胞はできたが、まだひとりの患者も治療できていない」とおっしゃっていました。この言葉は山中先生一流の謙虚さによるものだとは思いますが、かつて臨床医でもあった先生が率直に気持ちを述べたものとも感じます。たとえば骨折は、ボルトで固定すれば患者さんのケガが治ります。骨折の手術は「科学研究の成果」ではありませんが、確実にひとりの人間が手術で救われます。この真実を、山中先生は言われたのだと思います。

一方、臨床医学は「伝統と経験」にも基づく治療の体系です。この分野では、経験的な積み重ねから「信頼できる診断と治療」が淘汰され確立されてきました。基礎研究によって「科学的に発見され、確立された治療」というのは、実は一部にすぎません。痛みの治療で用いられる薬物も、多くはなぜ効くのか不明なままに歴史的に使われてきたものであり、その後に基礎研究によってなぜ効くのかが解明されてきました。臨床医学は患者さんが対象ですから、元々は医者だけが研究者でしたが、最近の臨床研究は高度な統計学的処理が必要なことから統計学者も参加しています。

では、臨床医のなかに「研究者」はどれくらいいるでしょうか？　私の推定では、日本の整形外科医のうち研究活動をしている人は1割未満だと思います。多くの臨床医の先生方は最良の医療を目指して日々勉強にいそしんでいます[2]が、自ら研究活動をしている人は少ないでしょう。臨床医は研究をしたくても、忙しくてなかなか時間がとれません。治療の最前線に立つ臨床医にとって、基礎医学からのニュースは「よくわからないけれど気になる」ことだというのが正直なところだと思います。最近はインターネットで患者さんも最新の医学情報を簡単に入手できるので、うかうかしていると患者さんの質問にしどろもどろになってしまうこともあります。

しかし、臨床医は単なる治療者ではありません。薬を飲めばすぐに治る病気はごくわずかであり、それ以上に重要な臨床医の役割は「病気の語り部」であることです。臨床医は、本当はわからないことであっても「わかったこととして」、難しい話でも「やさしい話として」、患者さんに説明しなければなりません。もちろん嘘はだめですが、「科学者の態度」を貫いて「わかりません」「診断がつきません」「治療方法はありません」とばかり言

＊2　整形外科の「専門医」を標榜するためには、日本整形外科学会指定の講習会を受けて資格を取る必要がある。

っていたら、「なんと誠実な先生でしょう！」と褒めていただける……はずはありません。
私は、基礎研究者と臨床医の関係を、歴史学者と歴史小説家の関係みたいなものと考えています。[3] 歴史に興味をもっていても、歴史学の研究論文を読む人は少ないでしょう。一方、すぐれた文学者が書いた歴史小説を読んでから、歴史を勉強してみようと思う人は少なくないのではないでしょうか。適切な治療を成し遂げるためには、臨床医はまず患者さんに病気という「難しい話」を理解していただく必要があります。その際、科学の言葉で「事実の断片」だけを列挙しても、患者さんに理解してもらうのは困難でしょう。

文学の世界では「虚構だけからなるＳＦ歴史小説」も許されますが、臨床医学でウソは許されません。いわゆる〝疑似科学〟の医療が非倫理的とされる理由もここにあります。すぐれた歴史小説は科学的事実と小説家の豊かな想像力により物語が成立しており、このことを司馬遼太郎さんは「膨大な文献を読了した後に抽出されるエキスの一滴一滴から小説が生まれる」と述べています。私はすぐれた臨床医もまた、そのような存在だと考えています。最新の多くの研究に目を通し、そのうえで患者さんにわかりやすく説明できる人。それこそが「科学的な名医」であり、願わくは私もそのような存在になりたいと思っています。

私はこれまで、さまざまな「医者の仕事」を体験してきました。病院の勤務医に始まって、動物実験、大学病院での手術、障がい児療育、障がい者福祉、1年間だけですが在宅医療とターミナルケアの体験もしました。そして50歳を過ぎてから、今の職場で本格的な痛みの臨床を始めました。こうした研究と臨床の両方を渡り歩いた「ちょっと変わった」キャリアから、一般の方々に「科学が解明した痛みのしくみと実際の痛みの関係」について語ることが許される人間だと勝手に自負しています。「物語」をなめらかにつなげるためには、「科学の真実」という断片を「飛躍のない範囲での推定」でつなげなければなりません。本書では、私の推定や仮説の部分は「〜と思います」と書いて、読者の方に注意を促しています。理解のための「たとえ話」も科学性・厳密性を損なう欠点がありますが、

＊3　医学研究論文（基礎・臨床）と臨床医が患者に語る「物語」の関係は、報道記事（ジャーナリズム）とノンフィクションにたとえることもできよう。報道記事は客観的な事実関係の断片的な記述を目的としており、それをどのように受け取るかは読者に委ねられている。それゆえ読者が記者の主観とは真逆の印象をいだくことも起こりうる。一方、ノンフィクションは事実データを基盤とするも、著者の主観を読者に伝えるのが目的とする「物語」であり、著者の印象、創作された発言を加えることもある。ノンフィクションは事実のなかから著者が抽出した〝真実〟を描いている[1]。すぐれた臨床医による「語り」はノンフィクションにたとえることができる。

わかりやすさのためにあえて多用しました。

治療の〝エビデンス〟とは？

臨床医学は経験的技術の集積であり、建築や土木における工学技術が伝統的な技であることに似ています。しかし、いかに「伝統ある治療」でも一歩間違えば「誤った伝統」に陥りかねません。私が医者になった昭和の終わり頃は、日本の整形外科学はまだ伝統医学にどっぷりつかっていました。学会や論文でも「〝私の術式〟による腰痛治療の成功率は95%！」といった発表が散見されました。今から見ると驚くのは、成功・不成功の判断を医者が行っていた点です。つまり執刀医が「治った」と見なせば、〝すぐれた手術〟と報告されていたのです。

臨床医学では「三段論法」ならぬ「サンタ論法」という言葉があります。「やった、治った、よかった（これでいいのだ）」という「三つのた」だから〝サンタ〟[4]です。今にしてみるとトンデモな論理ですが、つい最近まで痛みの医療の分野ではしばしば見かけました。ただ、21世紀に入り、少なくとも臨床研究の分野では〝サンタ医学〟は〝EBM〟により放逐されました。

ＥＢＭ（Evidence Based Medicine）とは「エビデンス（科学的証拠の意）に基づく医学」のこと[2]。エビデンスという言葉は、新型コロナウイルス感染症とともに一般にも一気に広まった感がありますが、臨床医学（治療学）におけるエビデンスとは「治療効果があるという科学的証拠」のことです。すなわち「Ｘという病気にかかっている患者さんをふたつのグループに無作為に振り分けて、ひとつのグループには治療Ａを行い、他のグループにはプラセボ＝偽治療を行い、その結果、治療Ａを受けた患者さんグループの方に病気がよくなる人が、〝確率的に有意〟に多かったならば、治療Ａは病気Ｘに有効といえる証拠がある」という論法です。無作為振り分け試験は、英語でＲＣＴ（Randomized Controlled Trial）といいます。

ＥＢＭとは簡潔に言えば、このＲＣＴ研究による結論を証拠とする医学です[＊5]。現在の医療では新薬の認可から保険診療の点数まで、ＥＢＭの影響は絶大なものがあります。実際

＊4 「ラーメン屋のオヤジ理論」とほぼ同じ。

＊5 複数のＲＣＴ研究を総合して分析した「メタアナリシス」という研究もあり、〝ＥＢＭ界の最高峰〟とされる。エビデンスの取り方はＲＣＴだけではないが、いずれも統計学の方法論を駆使して「偶然ではない結果」であることを証明する。

にＥＢＭの世界では、かつて臨床医学界に君臨した「ベテラン医師や大家の意見」はエビデンスレベル「最低」に没落しました。ご注意いただきたいのは、動物実験の結果もそのままでは評価されないという点で、ノーベル賞級の研究結果に基づいた治療でも人で効果が実証されなければ「エビデンスなし」となります。最近、痛みの分野に限らず、「動物実験のエビデンスがあります‼」と喧伝する〝新治療〟が散見されますが、臨床研究のエビデンスがなければダメで、本当に効くかどうかはわかりません。[6] 逆に「なぜ効くのかわからない治療」「動物実験で確認できない治療」であっても、ＲＣＴで有意と判断されれば「エビデンスあり」と評価されます。

　このように、治療のエビデンスとは「動物実験の証拠のことではなく、統計学的に証明された臨床研究の証拠」のことです。「治療効果の科学的エビデンス」とは「動物実験が行われたどうか」ではなく、「患者さんを対象に統計学的研究が行われ、有効性が証明されたか」をいっています。ことはとても重要な点なので、よく覚えておいて下さい。

　たとえば本書ではこの先、腰痛の治療についてあれこれ〝講評〟していきますが、疼痛科学の事実に合わないからといって、その治療の価値を評価できるわけではありあません。どのような治療であっても（〝思いつきの治療〟でも！）、ＲＣＴで証明されれば「エビデンスあり」となるのです。民間療法の「名人」の治療とて、例外ではありません。

しかし、さしものRCTにも限界はあります。RCTは2集団間における「集団としての差」を比較しますが、個々の患者さんにどの程度効いたかは評価していません。たとえば「効果のエビデンスなし」と判定された治療法であっても、その治療法によりよくなる人はたいてい少しはいるものです。医者自身しばしば自嘲的に「臨床医学は玉石混淆」だと言いますが、〝玉治療〟もあなたには無価値かもしれず、〝石治療〟でも「ありがたい治療」になるかもしれないのです。

腰痛の場合は、さらなる「重大な問題」があります。腰痛とは、さまざまなタイプの腰痛をひっくるめた総称、すなわち〝総合的疾患概念〟であり、ひとつの病気として分析するには無理があるのです。理想的にはより細かく、個々の病態ごとの治療のエビデンスが検討されるべきなのですが、今のところそのような状況にはなっていません。

現在、医学のさまざまな分野においてEBMに基づいた「診療ガイドライン」がつくら

＊6　そうした治療は、健康保険の対象とはならないので自由診療で行われている。

れており、腰痛分野でも「腰痛診療ガイドライン」[3]などが日本整形外科学会から発刊されています。一般の方には馴染みはないかもしれませんが、臨床医にとっては今やガイドラインは無視できない存在となっています。[7] けれども、ガイドラインは臨床医学の世界において医師が遵守しなければならない〝憲法〟ではありません。ガイドラインはエビデンスが確認された治療を推奨しますが、エビデンスのない治療を否定しているわけではありません。たとえば、すでに多くの医者と患者さんに支持されている伝統的治療を、あらためてＲＣＴの俎上に載せようと考える臨床医はほとんどいません。[8] また、手術や救急救命治療など「１回限りの治療」に対してＲＣＴを実施することは倫理的に困難です。こうしたことから、最新のガイドラインはＲＣＴ研究に基づく「エビデンスの強さ」だけでなく、編纂を手がけた「委員会による推奨度」も併記されるようになりました。[9]

　以上、基礎医学と臨床医学、理論とエビデンスの位置付けと違いについて、何となくでもご理解いただけたでしょうか？　今日、腰痛に対してはさまざまな治療が行われており、そのすべてにエビデンスが提示されているわけではありません。本書の後半でも「腰痛の治療」について個々に論評していますが、それはＥＢＭに基づくものではなく、あくまで疼痛科学の知見に照らして各治療の位置付けを私なりに解釈し説明したものです。「腰痛の治療者」に関する記述は、完全に筆者の〝個人の感想〟（笑）です。その意味で「腰痛の治療者に関する研究」は絶無であり、先にあげた高野さんの本は貴重な〝体験報告〟といえるでしょう。

さあ、それでは痛みとは何かについて、いよいよお話を始めましょう。このうち、1章と2章は疼痛科学により明らかにされた「痛みのしくみ」についてのお話です。3章は痛みの医療を考えるうえでの重要な観点、「主観と客観」をめぐる話です。1章から3章はやや難解な話題も含まれているので、お急ぎの方は読み飛ばしてもかまいません。飛ばし

＊7　日本の臨床医を縛っているのは第一に保険診療制度である。医師は原則として「保険医」であり、保険医は保険診療の規則にしたがった治療しか認められない。仮にある患者さんに対し、新しい研究成果の薬や治療が効果があるだろうと確信し、事実、効果があったとしても、その治療が保険適用認可されていなければ、その医師に診療報酬は支払われない。一方、診療ガイドラインは遵守しなくてもおとがめはない。問題となるのは、ガイドラインの治療は一種の「標準治療」と見なされているので、ガイドラインで推奨しない治療を行った結果、深刻な問題が起こった場合に医師は批判を受けるかもしれないという点である。

＊8　たとえば湿布や温熱療法のエビデンス（ＲＣＴ研究）はない。

＊9　委員会の専門家＝権威、の意見が併記されたという点では、「先祖返り」したと言えなくもない。

た方のために各章末に「まとめ」もつけておきました。

近年の疼痛学と疼痛科学の進歩で明らかになった重大な事実、それは「痛みは脳で生み出される。痛みの強さは必ずしも病気の重さを示しているのではない。痛みとは必ずしも病気の存在を示すものではない。そして、痛みは痛みのシステムの故障でも起こる」ということです。「痛みのしくみ」を理解することは、皆さんにとっても痛みの治療を合理的に行い、成功させるためにとても重要になるはずです。

第1章　痛みのしくみ

痛みとは？ ～専門家の定義～

「痛み」を一度も体験したことがない人はいないでしょう。[1] 私たちはめまい、吐き気、かゆみなど、さまざまな体の異変を体験しますが、そのなかでも痛みは医者にかかる動機となる、最も多い症状です。痛みは体のあらゆるところに現れます。整形外科医は頭から足先まですべての痛みを診ています。[2]

いきなり余談ですが、骨・筋・関節などを運動器といい、近年「整形外科」の診療科名を「運動器科」に変更しようという動きがあります。理由は、整形外科を美容外科や形成外科と間違える人が多いこと、一般には整形手術＝美容手術の意味で使うことが多いからです。さらに治療の実際としても、外科手術よりも薬物療法、理学療法を行うことが多いことも改名の動機です。ただ、残念ながら「運動器」という言葉自体がさほど広まっていないようで、また運動＝体育・スポーツという一般的な解釈もあり、科名の変更は新たな誤解の元になるかもしれません。

整形外科医は「運動器の病気とケガ」を診る医者です。ちなみに私が所属している運動器の痛みを研究する学会は「日本運動器疼痛学会」といいます。頭部、胸部、腹部の疾患も多くは痛みを症状としますが、そうした病気では痛みの原因疾患そのものの研究が中心です。一方、運動器慢性痛のなかには慢性腰痛に代表される慢性化の原因が不明のものも少なくなく、運動器慢性痛は疼痛学全体のなかでも重要な研究課題となっています。

そもそも痛みとは何でしょうか？　私たち人間は病気やケガをしたときに、どうして、どのようにして痛みを感じるのでしょうか？　痛みは病気やケガの徴候（しるし、サイン）だといわれますが、指にトゲが刺さっただけもすごく痛いのに、命に関わるはずのがんは進行してからでないと痛みを感じません。痛みは病気の発見や自己診断にあまり役立っていないようにも見えます。そもそも、痛いのは病気やケガをしている場所なのでしょうか？　光は目で、音は耳で、それぞれとらえられているのは確かですが、それを知覚しているのは脳であることが古くから知られていました。[3] それでは、体の痛みも脳がつくり出しているのでしょうか？　疼痛科学の研究により「痛みのしくみ」がわかってきました。

＊1　先天性無痛症（先天性無痛無汗症）という珍しい病気がある。この病気の患者さんはケガをしてもまったく痛みを知覚しない。

＊2　脳、目、耳鼻咽喉、胸、腹部の原因がはっきりしている病気の痛みは、それぞれの専門医が診療に当たっている。

＊3　脳卒中や外傷などの脳疾患のために視覚や聴覚に障害が出ることは、太古から知られていた。

結論をあっさり言えば、痛みもまた「脳でつくられたもの」なのです。[4]

科学では、論じる事象をまず定義します。痛みはあまりにもありふれており、誰もが経験するために、長らくその定義はありませんでした。本来は体の病気やケガにより生じる異常を表現する言葉だったのが、やがて「心の痛み」や、個人を超越した「社会の痛み」などの比喩的な表現も生まれ、近年はさらに「痛い人」「痛車《いたしゃ》」など、新たな表現も見受けられます。今日、日本語で用いられているすべての「痛み」の共通の語義を示すのは、もはや無理でしょう。

痛みの研究者の国際的な学会として、「国際疼痛学会（ＩＡＳＰ）」があります。ＩＡＳＰが提示している痛みの定義は、痛みの研究者であれば必ず知っている基本中の基本です。ＩＡＳＰによる痛みの定義とは――

　実際の組織損傷もしくは組織損傷が起こりうる状態に付随する、あるいはそれに似た、感覚かつ情動の不快な体験[5]（ＩＡＳＰ、２０２０年）[(1)]

というものです。一文からなる英語の原文を直訳したものなので、一読しただけでは何を言っているのかさっぱりわからないでしょう。しかし、この「ＩＡＳＰ定義」には痛みの本質が凝縮されており、この定義に該当する事象はすべて痛みと考えます。逆に言えば、この定義に該当しない事象は、少なくとも疼痛学が対象とする「痛み」ではない、ということになります。本書は、この定義が示す痛みのしくみの解説であり、痛みのしくみの理解に基づいた治療の講評をしています。そこで、まずこのＩＡＳＰ定義が何を言っているのか説明しましょう。

ＩＡＳＰの痛みの定義は、次の４つの文章を合体したものです。痛みとはこれら４つのいずれかである、と定義しているのです。

1. 実際の組織損傷に付随する、感覚かつ情動の不快な体験
2. 組織損傷が起こりうる状態に付随する、感覚かつ情動の不快な体験

＊4 「色」と「音」は現実の世界に実在するものではなく、脳において光（電磁波）と音波の感覚質（クオリア）が表象されたものである。同様に「痛み」も体には実在せず、脳で表象されたものなのである。この、ちょっと難しい話については次章で解説する。

＊5 原文"An unpleasant sensory and emotional experience associated with, or resembling that associated with, actual or potential tissue damage."

3. 実際の組織損傷に付随する感覚かつ情動の不快な体験に、似た体験
4. 組織損傷が起こりうる状態に付随する感覚かつ情動の不快な体験に、似た体験

用いられてる言葉を説明しましょう。

「実際の組織損傷」：

これはわかりやすいでしょう。実際に生じた病気あるいはケガにより体組織が損傷されていることです。損傷とは出血を伴うようなキズだけではなく、スポーツや老化による炎症も含みます。具体的には骨折や関節炎の痛みなどが該当します。

「組織損傷が起こりうる状態」：

起こりうる状態、とは体組織に損傷が起こる寸前までいったが、実際には損傷に至らなかった場合です。たとえば外力や物理的エネルギーは、瞬間的だったり、ごく軽度であれば体組織を損傷しませんが、その刺激を痛みとして感じます。針を刺しそうになったり、熱いものに誤って触れたときの痛みなどです。

「付随する」：
組織損傷やそれが起こりうる状態は、常に痛みが付随する＝感じられるとは限りません。睡眠時、麻酔下、他の何かに意識が集中しているときなど、特殊な状況では痛みを感じない場合があります。疼痛科学の研究からそのしくみがおおよそ明らかになっています。

「似た体験」：
わかりにくい言い回しです。実はこの部分は、ＩＡＳＰ定義の２０２０年の改訂前の定義では「そのような言葉でいい表される体験」となっていました。こちらの方がずっとわかりやすい。つまり人が〝切られたような〟とか〝焼かれたような〟といった言葉を用いて表現する体験は、実際に組織損傷が起こっていなくても、起こりうる状態でなくても、それは痛みである、と定義されていたのでした。しかし、この定義では言語表現ができない幼児、障がい者（知的障がい者、意識障害をもつ人、認知症の患者さんなど）、そして動物が体験しているものは痛みでないことになってしまいます。そのため、言語表現の有無にかかわらず「心のなかで似た体験をしているならば、それは痛みである」との定義に変えたわけです。さらに、運動器や内臓の疾患は自分では診ることも触ることもできず、組織損傷を確認することはできません。病院で検査を受けても異常が見つからない場合もしばしばあります。慢性腰痛ではこのことが大きな問題になっています。つまり、運動器や内臓の疾患による痛みの多くは、診断がつかない限りは「組織損傷が起こった状態、起こりうる状態」に似た体験ということになります。ＩＡＳＰの定義はそれもまた痛みである、と言っているわけです。

この後、「痛みの生理」で説明しますが、痛みとは脳のなかにある感覚と情動を生み出す部分が活動すると知覚されます。そして、４章の「痛みの病理」で説明するように、体組織に組織損傷が起こっていなくても、あるいは体組織の組織損傷が治った後でも、脳の感覚と情動の部分が活動していると痛みを感じてしまいます。このような体験もまた〝実際の組織損傷やそれが起こりうる状態に付随する不快な感覚と情動の体験に「似た」体験〟と定義しそれらも痛みである、としているのです。

「感覚」：

一般社会でも多用される用語ですが、医学で扱う「感覚」とは刺激を体に存在する神経の受容器がとらえ、それが脳に伝わったものです。感覚には外感覚（視覚、聴覚、嗅覚）、体表感覚（触覚、皮膚痛覚、味覚）、内感覚（運動器、内臓、血管など）があります。[6] 感覚に似た言葉に「知覚」がありますが、こちらは感覚が脳に届いて意識されたものです。[7] つまり「知覚されない感覚」もたくさんあるのです。実際、内感覚の多くは脳に伝えられていますが、知覚されません。運動器、内臓からの感覚の多くは知覚されません。ほぼ必ず知覚される痛みは、身体感覚としては実は例外的なのです。さらに、ＩＡＳＰ定義における感覚の意味はより限定的です。「痛みの感覚面」とは「空間的、強度的、時間的」要素のことです。つまり痛みが「どこに、どの程度の強さで、続いているか」を意味するのです。この後、「痛みの生理」で解説しますが、痛みの感覚が脳でどのように生じるかは少しずつ明らかにされているものの、情動に比べると、また同じ感覚でも視覚（光の知覚）に比べると、研究が遅れており不明な点が多いのが実情です。痛み、特に運動器の痛みが脳でどのように処理されているかに関する疼痛科学的研究は、発展途上といってよい状況です。

＊6　視覚、聴覚、嗅覚、味覚、触覚を「五感」という。

＊7　知覚という言葉にはさまざまな語義があり、医学でも分野によって異なる意味で使われているが、本書では「意識された感覚、体験された感覚」を知覚と呼ぶ。

「情動」：

感情、気分などとの使い分けは明確ではありません。疼痛学ではやはり限定的に用いています。すなわち、恐れ、恐怖、不安などの「負の情動、不快情動」のことであり、動悸や血圧上昇などの自律神経系反応を伴う場合もあります。「痛みの情動面」とは、痛みが「どのように」感じられているか、ということです。情動が脳でどのように生じるかについては、神経科学の研究が盛んに行われています。特に不快情動のひとつである恐怖については多くのことが解明されています。

〝純粋な情動〟である恐怖や不安は特定の身体部位に現れません。それに対して、痛みは体の特定の場所に限定して現れます。[8]つまり痛みは明らかに感覚としての要素があり、それゆえ痛みは「感覚であり、情動である」とされるわけです。逆に情動を伴わない「痛みのような」感覚もあります。「違和感」などと言語表現される身体感覚の多くは情動を伴いません。「失感情症」という疾患が知られています。この疾患の患者さんは「体が痛い」と訴えても、ふつうの人に認められるような、痛みに随伴する感情の表出が極めて乏しいかまったく見られません。まったく情動的な体験をしていないならば、定義上は痛みではないということになります。このように痛みは「感覚かつ情動である」のです。

「不快な」：

ＩＡＳＰ定義では、痛みは常に不快であると宣言しています。一方、痛み体験を快感と感じる人や、宗教の戒律や儀式のなかには至福感を求めてわざと体を痛める場合もあります。そのような人々が体験しているものは痛みといえるのか？　「不快ではない」「治療が求められていない」という点で、臨床医学的には痛みとはいえません。苦しいけれども不快ではない。「苦行」といわれるゆえんです。

「体験」：

疼痛科学の研究により、痛みの原因となる感覚と情動が身体内部で生じていても、それに気づかない場合があることが明らかになりました。痛みを体験するためには意識があることが必要条件です。睡眠中や麻酔下には痛みは体験されません。この場合は「心は痛み

＊8　空間定位ともいう。光、音、味、皮膚触覚は感覚の発生源の位置を明確に知ることができる。興味深いこととして、痛み以外の情動も身体空間に定位される傾向がある。周知のように、怒りは「腹」に、不安は「胸」に感じられる。ある情動が体の特定部位に空間定位されるしくみと理由はまだよくわかっていない。

に気がついていない」のではなく「痛みは存在しない」のです。

疼痛学では痛みをこのように定義し、この定義に該当する事象や症状だけを研究と医療の対象とします。これにより、「心の痛み」は精神医学の研究領域とされ、「社会的痛み」は社会学の領域になります。ところで、とても興味深いことに最近の疼痛科学の研究から、傷ついて苦しんでいる他者を見たときに活動する脳の領域が、本人の体の痛みを知覚したときと同じであることが明らかになってきました。共感により起こる「心の痛み」や「社会的痛み」も、脳からみれば同じなのかもしれません。そのような体験を「痛み」と表現するのは神経科学的に見れば理にかなっているといえるでしょう。

研究史 ～むかし痛みは情動だった～

古代（ギリシャ・ローマ時代）において、痛みは喜怒哀楽と同じく情動と考えられていました[2]。五感（視覚、聴覚、嗅覚、味覚、触覚）が明らかな外的刺激によってだけ生じるのに対し、痛みはしばしば内的な原因が明らかでないこと、五感は情動を伴わない中立的な場合もあるのに、痛みは常に不快感を伴っているからです。触覚もそうですが、痛みの感覚受容器がはっきり目に見えないことも、痛みが感覚とされなかった理由でしょう。

脳、脊髄、末梢神経を神経系といいます。神経組織の存在は古代から知られていました。しくみは近代になるまで不明でしたが、ケガや病気をした人の観察から神経が感覚を脳に伝えていることはわかっていました。顕微鏡で観察される神経細胞の姿と、そこを情報が伝わるしくみが解明されたのは20世紀になってからです。

このように痛みは情動に分類されていましたが、やがて体で生じ、神経系により受容され、脳で知覚される、感覚の一種であることがわかってきました[2]。17世紀フランスの哲学者ルネ・デカルトは「人間機械論」を唱え、痛みが感覚の一種であり、体がとらえた刺激が神経を伝わって脳に至って知覚されたものだと主張しました。こうして痛みもまた、視覚や聴覚と同じく感覚の一種であると認識されるようになっていきました。

神経が刺激をとらえることを「感覚受容」といい、感覚受容をする構造物を「感覚受容器」といいます。感覚受容器とは専門的には「レセプター」「センサー」といいます。人工的な光センサー、音センサー、タッチパネルセンサーと同じ機能です。光の感覚受容器は目、音は耳、匂いは鼻、味は舌、というのは太古から自明でした。しかし、先にもあげたように触覚と痛みの感覚受容器は肉眼では見えないので、その構造と機能がほぼ解明されたのは、これも20世紀のことでした。

痛みとの関連では、次節にあげるように組織損傷を起こす可能性をもつ刺激を「侵害刺激」と呼びます。侵害刺激の感覚受容のしくみについて、かつては「強度説」と「特殊説」の両方がありました[2]。強度説とは「どのような種類の感覚刺激であっても刺激の強度が一定以上になれば痛みとして感じられる。侵害感覚を受容する特別な感覚受容器は存在しない」という説です。特殊説とは「侵害刺激専門の感覚受容器が存在している」という説です。結局、軍配はひとまず特殊説にあがりました。「侵害受容器」が発見されたからです。侵害受容器の研究は痛みの医学を大きく進歩させました。

こうして痛みは感覚の一種であることが明確になりました。しかし、痛みは常に不快な情動体験を伴うことから、IASPの定義にもあるように情動としての側面ももつことも、依然として認識されています。むしろ現在の疼痛学と疼痛科学の研究は、どちらかというと神経系における痛みの情動面のメカニズムをテーマにしたものが主流となっています。

感覚受容器レベルでは侵害受容器の存在が証明されましたが、最近の疼痛科学の研究の結果からは、むしろ侵害受容器ではない感覚受容器（＝非侵害受容器）がとらえた非侵害感覚が神経系の障害や故障により痛みとして知覚される場合があることがわかり、そちらの方が臨床的には問題が多いことも明らかになっています。このことは4章でお話しします。

「痛みの生理」～受容から知覚まで～

痛みの歴史が侵害受容器の発見までできたところで、いよいよ痛みが起こるしくみ、生理についての話に移りましょう。医学用語の「生理」とは、体に備わっている正常機能のことです。「痛み」もまた生理機能の一種です。痛みを知覚することは〝体が正常な証〟です。小学生のとき、友達をつねって「痛っ」と言われると、「生きてる証拠！」なんてやり返しませんでしたか？

本節は疼痛学と疼痛科学が明らかにした「痛みのしくみ」の解説です。結論を簡潔に言えば、「痛みとは体が受容した侵害刺激を脳が知覚したもの」なのです。

侵害感覚受容器　～異常探知センサー～

体組織は外部から、ときには内部から、さまざまな刺激にさらされています。感覚神経は刺激をとらえて電気信号に変換し、脳に伝えます。刺激は体組織にとって有害性のない「非侵害刺激」と、体組織を損傷するか損傷する可能性をもち痛みの元となる「侵害刺激」に分かれます。侵害刺激は、体組織の細胞やタンパク質の構造を直接破壊する刺激のことです。注意していただきたいのは、「有害」であってもただちに組織損傷を生じない刺激は「侵害刺激」とは呼ばないことです。低濃度の酸素、高濃度の二酸化炭素、電磁波などは生命をおびやかす有害な存在ですが、直接的には体組織を破壊はしないので侵害刺激とは呼びません。[9] また、放射線は遺伝子（ＤＮＡ）を損傷することがありますが、人体に「放射線受容器」はありません。そのため私たちは放射線被害に気づくことができないのです。紫外線、超音波なども有害性をもつ場合がありますが、やはり体に受容器はありません。

先ほどもあげたように、感覚刺激をとらえる感覚神経の末端構造を「感覚受容器」といい、そのなかで侵害刺激をとらえるものを「侵害受容器」といいます。侵害受容器はいわば《異常探知警報センサー》のようなものです。建物や機械など人工物の「異常探知センサー」としては地震、ガス、温度、放射線などに対するセンサーがあります。人体に存在が確認されている侵害刺激受容器は「機械的侵害刺激受容器」「化学的侵害刺激受容器」「温度侵害刺激受容器」の3種類です。この点は、のちほど運動器の痛みや腰痛の運動療法を論じるときに重要なポイントとなるので覚えておいて下さい。

それぞれの侵害刺激には、これを特異的に受容する「侵害受容器」が存在しています。侵害受容器は種類によらず同じ形をしており、さしわたし数十マイクロメートル（千分の

1ミリメートル）ほどの〝木の枝〟のような見かけをしています。[10] 外界と接する皮膚にはあらゆるタイプの侵害受容器が存在します。

侵害受容器の機能と種類を決定しているのは、その表面に存在している「受容体」[11]です。受容体とは侵害受容器という《警報センサー本体》の表面にあって刺激を電気信号に変換する分子《変換部品（トランスデューサー）》です。最近20年の疼痛科学の研究によりさまざまな受容体が発見されました。刺激と受容体の関係はしばしば「カギとカギ穴」にたとえられます。それぞれの刺激が対応する受容体にとらえられると、受容器に電気信号が発生します。感覚受容器は4種類あります。機械的受容器、化学的受容器、温度受容器とポリモーダル受容器〔図1〕です。

「機械的受容器」は体組織の変形をとらえます。機械的受容器には触、圧、振動などをと

＊9　循環論法になってしまうが、「侵害刺激」とは「痛みとして知覚されうる刺激」である。

＊10　皮膚の触覚や振動覚の受容器は機能別に特別な形態をしている。侵害受容器は特殊な構造はもたず神経線維の末端が枝分かれしたような姿をしており、解剖学では「自由神経終末」という。

＊11　専門的には「イオンチャネル」という。チャネル（チャンネルともいう）とは水路のことで、神経を包む細胞膜にある穴のこと。チャネルが開くと細胞の外部から内部に、逆に内部から外部に、イオンが流れる。つまりイオン電流の「波」が発生する。

らえる「機械的非侵害受容器」と「組織損傷の可能性がある変形」をとらえる「機械的侵害受容器」があります。機械的受容器はゆっくりとした変化には反応せず、また急な変化に対して反応しても、すぐに反応しなくなるという特性をもちます。専門的に「順応」と呼ぶこの現象は、運動器の痛みを理解するために重要なポイントです。

「化学的受容器」のほとんどは血中の酸素、糖などをとらえるもので、そのほとんどは意識されずに処理されます。このうち「化学的侵害受容器」は侵害刺激物質である酸、アルカリ、刺激性化学物質、そして炎症時に体組織細胞が生み出す「炎症物質」をとらえます。化学的侵害受容器には酸の受容体が見つかっています。低酸素、二酸化炭素、有害ガスなど、気体の有害化学物質に対する受容器は体組織（皮膚と運動器）には見つかっていません。

「温度受容器」のなかで、侵害温度域（43℃以上と15℃以下）の温度をとらえるものを特に「温度侵害受容器」といいます。温度の受容体は不思議なことにトウガラシなど植物の成分に対する受容体が〝兼務〟しています。[12] ちなみに、２０２１年度のノーベル医学生理学賞は、化学的侵害受容体・温度受容体を発見したデヴィッド・ジュリアスと機械的侵害受容体を発見したアーデム・パタプティアンに授与されました。このように、侵害受容体の構造が明らかになったのは、ごく最近のことなのです。

「ポリモーダル受容器（多様式受容器）」は3種類の感覚刺激をすべてとらえます。ひとつのポリモーダル受容器には何種類もの化学受容体が装備されています〔図1〕。ポリモーダル受容器は非侵害域から侵害域の広域の刺激強度にも反応する「広域受容器」でもあります。体組織が損傷されたときに起こる炎症において体組織が産生する「炎症メディエーター」という化学物質をとらえ、「炎症の痛み」において重要な役割を果たしています。

ところで臨床医学ではしばしば、肥満、やせ、老化、運動不足、運動過剰、左右アンバランス、不良姿勢など、「侵害刺激が不在」と思われる身体状態が「痛みの原因となる」と説明されています。けれども実際には、これらの身体状態では体組織は機械的、化学的、温度的に損傷されていません。それにもかかわらず、しばしば痛みの原因と説明され、それを改善する目的の治療が行われています。まだ確認されていない「未知の侵害受容器」

＊12　このためにそれ自体は熱くも冷たくもないのに、皮膚に触れるとトウガラシは熱く感じ、メントールは冷たく感じる。トウガラシは触れても食べても、熱く、そして痛く感じられるのはそのためである。ちなみにニワトリはトウガラシの受容体をもたないので、平気でトウガラシを食べるという（激辛が大好きなのかもしれないが。ニワトリに聞いてみないとわからない）。

が存在するのでしょうか？　この「問題」は4章と7章で論じます。

侵害受容器の存在密度には体組織により差があります。皮膚の一種である爪と毛は痛みを感じませんが、これはそれらが「死んだ組織」だからです。運動器では、軟骨は侵害受容器が存在しないので針で刺しても痛みは感じません。意外な場所は脳です。脳の神経細胞組織それ自体には侵害受容器は存在しないので、痛みは知覚しません。[13]

【ポイント】

- 人体を会社にたとえると、体組織は《事業所》、侵害刺激は《事業所を損傷する可能性がある刺激》、侵害受容器は《事業所》に設置されている《異常警報センサー》、そして侵害受容体はセンサー本体に含まれる《刺激を電気信号に変換する部品》に該当します。
- 痛みのしくみの基本的理解は「体組織《事業所》の《異常警報センサー》がとらえた侵害刺激《事業所を損傷する可能性がある刺激》が活動電位《電気信号》として脳《本社》に伝わり、《本社》にいるあなたの〝心〟という《社長》が気づいた」という流れで理解できます。

・ひと言で言えば、痛みとは「体で受け止め脳で知覚されたもの」です。

炎症 ～火事ではない～

実際に組織損傷が生じると「炎症」が起こります。損傷部位には、損傷された体組織細胞、そこに動員された白血球、さらには侵害受容器それ自体（！）からも「炎症性サイトカイン」「神経ペプチド」などさまざまな「炎症物質」「炎症メディエーター（炎症介在物質）」と呼ばれる化学物質[14]が放出されます（図1）。侵害刺激と炎症メディエーターをポリモーダル受容器がとらえ、つくり出した電気信号が脳に伝えられ、知覚されたものが「炎症性疼痛」です。

＊13　脳神経細胞の状態を感知するセンサーは存在しない。しかし、脳血管や硬膜には侵害受容器があるので脳疾患が痛みを感じないというわけではない。脳卒中や脳腫瘍は頭痛を症状とする。

＊14　炎症メディエーターは侵害受容体に作用して末梢性感作を起こして侵害感覚を増強させ侵害感覚を強めている。炎症期の初期段階では破壊された体組織の分解と吸収が行われる。さらに残存している正常組織も再構築のために部分的に破壊される可能性もある。損傷された体組織の破壊を促進しているという観点からは、炎症メディエーターもまた一種の侵害物質といえなくもない。炎症の初期段階で損傷体組織のさらなる破壊が行われるのは、災害現場で壊れかけた建物を人為的に破壊をして修復活動に入るのと同じである。

炎症メディエーターは腫れ、発赤、局所熱感[15]、そして痛みという「炎症4徴候」をつくり出します。炎症4徴候はいずれも不快なので、私たちは炎症それ自体が病気だと考えてしまい、われわれ医者も患者さんについ「炎症を抑える薬を出しておきます」と言ってしまいます。しかし、炎症は損傷組織に対する修復反応であり、体の生理反応です(3)。炎症メディエーターは侵害物質ではなく、炎症をコントロールし組織修復を開始・実行し、さらには収束させるための化学物質なのです(4)。このことは「炎症と痛みの関係」を理解するためにとても重要なことなので、よく覚えておいて下さい。

炎症時にはポリモーダル受容器自体がもつ「感作《かんさ》」作用[16]により信号強度が強められます。感作は脊髄や脳でも生じるので、それと区別して炎症組織のポリモーダル受容器が起こす感作を「末梢性《まっしょうせい》感作」といいます〔図1〕。末梢性感作は侵害受容器という《異常警報センサー》に付属している《自動増幅機能》のようなものです[17]。末梢性感作は起炎物質により起こります。医者がしばしば処方する鎮痛薬の一種〝非ステロイド性抗炎症薬〟は炎症物質のひとつであるプロスタグランジンの生成を阻害して末梢性感作を阻害する薬物です。ですから、厳密には「抗炎症薬」ではなく「抗感作薬」と呼んだ方が適切です[18]。

「組織が損傷された状態」では警報音が発生し、感作の作用により強められます。どうして私たちは体が損傷されると痛みという「不快な体験」をしなければならないのでしょうか？　その理由は「痛みには生物としての〝適応的な意義〟があるから」と思われます。適応的とは生物学・進化学の用語で、「痛みを感じることにより損傷に気づく、活動性が

＊15　「発熱」「局所発熱」と書かれたりするが、厳密には誤りである。炎症部位では熱は産生されず、体温以上になることはない。特に四肢の温度はふつう体温よりも数度〜10度以上も低いので、温度が体温に近づくと「熱が出た」ような感じがするのである。

＊16　炎症による長引く侵害刺激によって、神経系が痛みに敏感となり、同じ刺激でも強く感じられたり（痛覚過敏）、ふつうは痛みとは感じられない刺激が痛みと感じられる（アロディニア）ようになる。痛覚過敏やアロディニアは感覚神経系の受容と伝達システムの変化により起こる。これを感作（sensitization）という。感作という用語は免疫系に起こるアレルギー（免疫過敏現象）のメカニズムにおいても使われており、そちらの方がよく知られているであろう。

＊17　炎症時には体組織からプロスタグランジンという化学物質がつくられる。ポリモーダル受容器にはプロスタグランジンの受容体が存在しており、プロスタグランジンをとらえると信号強度が強められるしくみである。

＊18　このことはまた、抗炎症薬を服用しても「痛みが消えない」理由である。感作を抑えるので痛みは「弱まる」が、侵害受容体がつくる活動電位の発生そのものは止められないので、痛みが「止まる」ことはない。ゆえに抗炎症性鎮痛薬は「痛み止め」ではなく、「痛み減らし」と呼ぶ方が適切であろう。

低下して損傷部位が保護される、結果として組織修復が促進され生存に有利に働く」ということです。痛みを感じなければ、私たちは損傷した組織をそのまま使い続けてしまいます。その結果、修復は遅れ、最悪の場合は修復が終わらず、組織はますます破壊されてしまいます。炎症性疼痛のおかげで損傷に気づき、損傷組織を「いたわる」行動をとることができるわけです。

炎症という用語は、発赤と局所熱感からあたかも損傷部位が火事で燃えているように感じられるので名付けられたと思います。実に「ぴったりの命名」ですが、深刻な誤解の元になっています。ここまでご説明したように、炎症自体は病気ではないのです。炎症は組織の〝火災〟ではなく〝復旧工事〟なのです。炎症性疼痛とは、いわば《復旧工事現場からの修理中注意報》です。これも重要なポイントです。

【ポイント】

- 炎症とは、災害を受けた体組織《事業所》における修復反応《災害復旧工事》です。炎症性疼痛とは侵害刺激だけでなく炎症メディエーターという《修理部品》がポリモーダル受容器という《修理中注意報センサー》にとらえられ、そこから発せられた

《修理中注意報》が末梢性感作《自動増幅機能》により強められて、脳《本社》に伝えられ知覚されたものです。

・炎症を火事にたとえるのは不適切です。たとえば「腫れ」は《復旧作業現場に山積された修理材料と工事作業員》、「発赤」は災害現場への《道路（血管）の拡張》、「局所熱感」は《道路の拡張による体表温の上昇》です。

末梢神経の神経線維 ～通信ケーブル～

体組織から背骨のなかにある脊髄までを末梢神経といいます。体がとらえた感覚刺激は電気信号に変換され、末梢神経を伝わって脊髄に伝えられます。末梢神経のなかには数千本もの感覚神経線維（一次求心性線維）が走っています。神経線維はしばしば電線にたとえられます。ユニークなエッセイで知られるイラストレーターの南伸坊さんは「神経が電線なら電池はどこにあるの？」と鋭いギモンを投げかけています[5]が、神経線維を伝わるのは電流ではありません。

侵害受容体（イオンチャネル）が刺激をとらえると、神経細胞外の陽イオンが細胞内に流入し、一定限度を超えると「活動電位」が生じます。活動電位は隣（中枢側）のイオンチャネルを開き、陽イオンが流入します。神経伝導とは活動電位の〝点〟が末梢から中枢に向かってとびとびに伝播していく現象です。これは水路に石を落としたときに波が遠方に伝わっていく様子と似ています〔図1〕。手足の小手術のときに用いる「局所麻酔薬」は神経線維上に並ぶイオンチャネルを閉じることにより、神経伝導を遮断します。

【ポイント】

・感覚神経線維は体組織《事業所》がとらえた警報・注意報を電気信号として脊髄《支社》に伝える《通信ケーブル》です。
・侵害受容器で発生した活動電位はとびとびに感覚神経線維を伝わっていきます。
・感覚神経線維が数千本束ねられたものが肉眼で見える末梢神経です。

脊髄 ～信号の調整～

感覚受容器がつくった侵害感覚の電気信号は、背骨のなかにある「脊髄」に伝えられます。脊髄は、腰あたりまで伸びた〝脳の尻尾〟です。ちなみに、腰《事業所》や下肢《事業所》を担当している脊髄《支社》は胸椎と腰椎の境あたりに位置しています。体の感覚受容器から発生した電気信号は脊髄に存在する「次の神経細胞」に順次バトンタッチされていきます。ふたつの神経細胞の隙間は「シナプス」といい、神経を伝わる情報の中継点です。脳と脊髄を「中枢神経」といいますが、中枢神経はいわば神経細胞、神経線維、シナプスの塊です〔図2〕。

体組織からの一次求心性線維を伝わってきた信号は、一次神経線維末端からグルタミン酸などの「神経伝達物質」をシナプスに放出させます。放出された神経伝達物質は脊髄から脳に信号を伝達する脊髄神経細胞の受容体がとらえます。侵害感覚を脊髄に伝える一次求心性線維にはいくつかの種類があり、それぞれが異なる神経伝達物質を含んでいます。一方、神経伝達物質を受け取る二次求心性神経細胞（脊髄後角神経細胞ともいいます）がもつ神経伝達物質受容体もいくつかあります。

シナプスの存在理由は「警報の調整」にあります。脊髄のシナプスでは神経伝達物質の放出と受け取りを調整することにより、警報の「強さ、広がり、[19]持続時間」が自動的に強められたり弱められたりしているのです。痛みを強めるしくみを「感作」（すでに説明し

＊19　侵害刺激が強い場合には、痛みは損傷部位の周囲の広い範囲に知覚される。たとえば指先に針を刺すと指全体に痛みを感じることがある。

ました）、弱めるしくみを「抑制」といいます。脊髄で生じる感作は、体組織の受容器に生じる末梢性感作と区別して「中枢性感作」といいます。中枢性感作は一次求心性線維の神経伝達物質の放出が増えたり、脊髄の二次求心性細胞の受容体の反応性が高まったりして起こります。

抑制は「介在神経細胞」の働きにより生じます。介在神経細胞からはＧＡＢＡという神経性伝達物質が放出され、それをとらえた神経細胞のイオンチャネルは陰イオンを細胞内に流入させて活動電位を止めます。介在神経細胞それ自体は、脳幹からの下行性信号により興奮したり（下行性疼痛抑制）、皮膚からの上行性信号により興奮したりします〔図2〕。

脊髄とそこにあるシナプスの機能は、体組織から上がってきた侵害感覚情報を中枢性感作（アクセル）と抑制（ブレーキ）により調整して脳に送ることなのです。それでは、なぜ体組織からの信号は、そのまま脳に伝えられないのでしょうか？　シナプスでは情報伝達速度も低下してしまうのに、なぜいちいち「情報の受け渡し」をしているのでしょう？

脊髄はなぜ〝アクセル〟と〝ブレーキ〟をもっているのでしょう？　これに対するもっともらしい説明は、警報を調整してから脳に伝えた方がやはり「適応的だから」というものです。組織損傷は体にとっては異常事態であり、「心」に気づいてもらう必要があります。そうすれば「心」は損傷部位のために役に立つ行動（「疼痛関連行動」といいます。たとえば患部をいたわる、休息をとる、仕事を休む、病院にかかる、など）をとってくれる。その結果、損傷組織は保護され、治療を受けることができる。「とりあえず、まず警報を最大限に伝えること」が感作の存在理由と思われます[20]。しかし、いったん警報が脳に届いたら、いつまでも警報が鳴っているのは〝わずらわしい〟ことになります。脳は多くの仕事をしており、いつまでも痛みばかりに関わっていられません。抑制機能はそのために存在していると思われます。さらに、極めて深刻な緊急事態では痛みを感じない方が生存上有利という場合もあります。兵士が戦場で銃弾に撃たれたとき、運動選手が重要な試合中にケガをしたとき、痛みをまったく感じなかったというエピソードが報告されています。緊急事態ではアドレナリン[21]やオピオイド[22]という、〝超強力なブレーキ〟を全身に放出されて痛みが消失することさえあるのです。

＊20　この点は、実際の会社（特に日本の会社）とはちょっと違うかもしれない。しかし逆に、私たちの体もときには脊髄《支店》だけで処理することもある。さらに、緊急事態の場合には調整会議すら行わず、ただちに運動系に指令を出すこともある。これを「脊髄反射」という。

＊21　アドレナリンは副腎皮質から放出される。

＊22　エンケファリン、エンドルフィンなど。〝脳内モルヒネ〟ともいう。視床下部などから放出される。

【ポイント】

- 脊髄は体組織各部《事業所》を統括する《支社》、脊髄における情報の調整は《支社会議》のようなものです。
- 脊髄《支社》は、それぞれの担当体組織《事業所》から伝えられた異常警報をまず「声を大にして」脳《本社》に伝えます。
- 一方、警報が伝わった後、あるいは《会社》の存続に関わるような極めて深刻な事態では、《平常業務》に戻れるよう脳《本社》は脊髄や全身に抑制をかけます。

脳幹、視床下部、視床内側部 ～恒常性維持と危機管理～

脊髄で調整された侵害感覚情報は、脳へ向かう「二次求心性線維」を活動電位として「上行」していきます〔図2〕。二次求心性線維はふたつの経路に分かれて上行します〔図3〕。

ひとつの道は大脳に存在する情動を分析する神経細胞群に至る経路であり、「進化的に古い経路」です[23]。こちらは痛みの情動成分、つまり〝どのように〟痛むのかを分析する経路です。この経路を伝わった信号は、脳幹と間脳（大脳の一部）にある視床下部及び視床内側部に送られます。

もうひとつの道は間脳の「視床外側部」に向かう「進化的に新しい経路」です。[24] こちらは痛みの感覚成分、つまり〝どこが〟痛むのかを分析する経路です。この経路を伝わった信号は脳幹を通過して直接、視床外側部に伝わります。

このように痛みの感覚と情動には、それぞれ基盤となる神経構造が存在しているのです。

脳幹

脳幹[25]は頭蓋内にあり脊髄と大脳の間に位置します。脳幹は呼吸や血液循環を自動制御しており、生命維持のための最も重要な役割を担っています。脊髄から「進化的に古い経路」のひとつである脊髄網様体《もうようたい》路を上行した信号は脳幹部の神経細胞核群[26]に伝わります

＊23 「進化的に古い」とは、脊椎動物の進化において古くから存在しているという意味である。魚にもある。古い経路は「脊髄網様体路」と「旧脊髄視床路」からなる。網様体とは脳幹にある神経細胞群であり、そのなかにいくつかの、特殊な機能をもった「神経核」がある。

＊24 新脊髄視床路という。

＊25 脳幹は下から順に延髄、橋、中脳に分けられる。脳幹網様体は脳幹全体、脊髄から中脳にかけて分布している。

＊26 腕傍《わんぼう》核、大縫線《だいほうせん》核、青斑《せいはん》核、中脳水道灰白質など。

〔図3〕。情報を受けた脳幹神経細胞核群の神経細胞は三次求心性線維を経て大脳の不快情動処理領域（大脳辺縁系、扁桃体など）に情報を伝えます。その一方で、脳幹神経細胞核群の神経細胞は脊髄に向かって「下行」する信号を脊髄に送り、体組織から上行してくる侵害感覚を強めたり弱めたりする信号も送っています〔図3〕。このように脳幹の神経細胞は脊髄からの情報を受け取って大脳の情動処理部門を活性化させたり、脊髄での侵害感覚の調整に介入したりしているのです[27]。

　脳幹の神経核細胞群から大脳と脊髄に向けて放出される神経伝達物質は特に「神経修飾物質」とも呼ばれています[(6)]。大脳の情動系に放出される神経修飾物質としては、セロトニン、ノルアドレナリン、アセチルコリン、ドーパミンなどがあります。神経修飾物質はいずれもシナプスに作用して活動電位を調整する作用をもっています。

　一方、脳幹に到達した信号は喜び・快感・満足感など「快情動」を生む大脳領域も賦活しています。ドーパミンは大脳辺縁系に存在する側坐核《そくざかく》などを賦活します[28]。快情動が体組織損傷の際にどのタイミングでどのような役割をしているのか、いまだわからない点が多くあります。慢性痛の患者さんでは側坐核の萎縮が報告されているので、快感は痛みの抑制をしていると思われます。ちなみに、侵害刺激を快感として感じる人は、もしかするとこのドーパミンがたくさん放出されているのかもしれません。

このような脳幹の機能は会社組織にたとえれば維持管理にたずさわる《総務部》《財務部》、あるいは、緊急時や災害時における《危機管理部》にたとえることができるでしょう。脳幹の神経細胞が放出する神経修飾物質は、活動を高めるべき大脳や脊髄の痛み関連諸部門を賦活または抑制するための《資金》にたとえられるかもしれません。

ところで、頭部と顔面からの感覚[29]は脊髄ではなくほぼすべて[30]が脳幹に入力します。つまり頭部以下の体の感覚は脊髄が担当していますが、頭部の感覚は脳幹が直接担当しています。その点から、整形外科の診療対象となっている痛みは「脊髄を経由して伝わってきた警報」という定義をすることもできます。

＊27 会社組織にそのような〝下意上達や上意下達を調整する部署〟があるのか、会社組織にうとい私はあいにくと知らない。
＊28 ドーパミンを産生する細胞は中脳の「腹側被蓋野」にある。腹側被蓋野から辺縁系（側坐核）に向けてドーパミンを放出し痛みを抑制するシステムを「中脳辺縁系ドーパミンシステム」という。
＊29 視覚と聴覚の一部、味覚、平衡感覚、顔面と頭部の皮膚・運動の感覚。顔面の痛み感覚も含まれる。
＊30 嗅覚と視覚は直接大脳に入力する。

視床下部

脊髄からの情報及び脳幹を経た情報は、大脳の一部である間脳にある「視床下部」[31]にも送られます。視床下部は、平常時は体温・呼吸・血圧・代謝・睡眠といった生命維持のための「生体の内部環境の維持（ホメオスタシスといいます）のための総合機能」を担っています。緊急事態発生時には脳と体全体を総動員するような指令を発します。下行性疼痛抑制の適応的意義は侵害感覚の脳への伝達を弱めて「平常活動への復帰」を促すことと思われます。体が生存の危機に直面したような状態では、視床下部から副腎を刺激するホルモンが分泌され、副腎からはアドレナリンが分泌されます。アドレナリンは大量に分布された場合には痛みを抑制する作用があります[32]。

視床下部は体組織からの情報（内感覚）だけでなく、視覚・聴覚など環境からの情報（外感覚）をも受けて、体組織の維持管理と危機管理を行っています。こうした視床下部の役割は会社組織ではやはり《総務部》《危機管理部》にたとえることができるでしょう〔図3〕。

視床内側部

脊髄からのもうひとつの古い経路である旧脊髄視床路を経た情報は、脳幹を通過して大脳の一部である間脳の「視床内側部」にも送られます。視床内側部からの情報はそこから大脳の情動処理部門（大脳辺縁系）に送られます。視床内側部は単なる中継点ではないと思われますが、侵害受容感覚処理における役割はよくわかっていません。後述するようにおもに痛みの情動処理に関わっていると思われます。

【ポイント】

・脳幹と視床下部は体すなわち《会社》組織における《総務、財務、危機管理部》のような存在です[33]。体を維持管理していくための極めて重要な部門です。

＊31 視床下部は「視床の下の方にある領域」ということから名付けられた名称で、視床と機能的に密接につながっているわけではない。

＊32 「アドレナリン中毒」という症状が知られている。危険をあえて求め、満足と快感を得ようとする行動のことである。この場合、過度に分泌されるアドレナリンが痛みを抑制しているのかもしれない。

＊33 脳幹と視床下部は行政組織でたとえた方がわかりやすいかもしれない。維持管理部門はおもにメンテナンスを行う《道路局》や《水道局》、危機管理部門は《消防局》など。余談だが、人の細胞はすべて〝専門職〟のため異動はないので、脳幹には《人事部》はない。例外はがん細胞で、勝手に異動をしてしまう困った存在である。

- 脳幹の機能により大脳《本社》の活動が活性化されたり、脊髄《支社》へ抑制がかけられたりします。活性化や抑制のために脳幹の神経細胞は、セロトニン、ノルアドレナリン、ドーパミン、アセチルコリンなどの神経修飾物質を放出します。神経修飾物質は神経細胞の活動性を調整する（高める／抑制する）役割をもっています。
- 脳幹と視床下部は侵害警報を受け取ると、状況によって痛みを強めたり、逆に弱めたり、脳の覚醒度を高めたりしています。
- 脳幹、視床下部、そして視床内側部に送られた信号は、処理を経てから大脳の情動処理領域に送られます。

大脳　～情動と感覚、そして認知～

前に「痛みは感覚と情動の不快な体験である」というＩＡＳＰの定義を詳しく解説しました。この定義が成立した背景として、痛みの情動と感覚を担当する部位が、疼痛科学の研究によりそれぞれ大脳の別の場所に存在していることが明らかになったという点もあるのです。さらに情動と感覚に基づいて痛みを認知する部位もわかってきました。

大脳辺縁系 ～情動処理部門～

脳幹の細胞核からは大脳の「辺縁系《へんえんけい》」[34]に信号が送られます。辺縁系は痛みの情動成分（おもに負情動）を担当する《部門》です（図3）。つまり、痛みが「どのように」不快に感じるか、を決めています。一般の方には馴染みが薄いこの場所は、大脳の奥深くに存在しています。

辺縁系《部》はほとんどの脊椎動物に存在する〝古い脳〟です。[35] 辺縁系はいくつかの細胞核《課》と、進化的に〝古い〟大脳皮質《部長》から構成されています。側頭葉の前方に位置する神経核である「扁桃体《へんとうたい》（扁桃核ともいいます）」《課》は恐怖や恐れを生み出しています[8]。扁桃体の後ろにある「海馬《かいば》」《課》は不快情動の記憶を担っています。先に

＊34 辺縁系に含まれる部位は、本来は間脳（視床下部、視床内側部、中隔）、側頭葉（扁桃体と海馬）、前帯状回皮質であるが、より広義には島皮質や前頭前野内側部（側坐核がある）、前頭前野眼窩部をも含めることがある。

＊35 ということは、魚も不快情動を体験している？ 科学者はまさにそのように主張している[7]。動物の痛みについて年々やかましくなっているが（タコやロブスターを生きたまま茹でてはいけない！）、これは人類がにわかに動物愛護に目覚めたからだけではなく、それを支持する科学的証拠が出てきたからである。

説明した視床内側核《課》、大脳の内側にある「前帯状回《ぜんたいじょうかい》」と呼ばれる古い大脳皮質《部長》が辺縁系《部》に含まれます。さらに、大脳の外側にあって奥に隠れている「島《とう》」《部長》、前頭前野腹側部《部長》、前頭前野眼窩《がんか》部《部長》などの大脳皮質も情動処理を担っていることから、これらの大脳皮質も辺縁系《部》に含める場合もあります。島皮質はその前半分が情動を担当しています。ＴＭＳという刺激装置を用いてボランティアの島皮質前部を刺激すると、さまざまな不快感が知覚されます。

　脳幹のところで説明したように、辺縁系は「快情動」も生み出しています。前頭葉の内側部に位置する神経核である「側坐核」《課》の神経細胞は脳幹[36]から送られてきたドーパミンに刺激されて「内因性オピオイド」をつくります。オピオイドは快感をもたらすとともに、痛みを抑制する機能をもちます。オピオイドの受容体は脳から体組織の感覚神経受容器まで広範に存在しています。オピオイドは全身の感覚神経組織に作用し、痛みの「緊急ブレーキ」としても機能します。側坐核の他に間脳に存在する「透明中隔《ちゅうかく》」《課》という部分も快感を生み出しています。

　一方、辺縁系《部》のさまざまな領域《課》は下行性に、脳幹の中脳にある「中脳水道周辺灰白質（中心灰白質ともいう）《課》へ信号を送っています〔図3〕。中心灰白質は情動の出力を調整する中枢として機能しています。痛みに関しては、中心灰白質の活動により脳幹（橋《きょう》と延髄）にある細胞核群の活動が高まり、脊髄に向けてアドレナリン、セロトニンなどの神経調整物質が脊髄に放出されて下行性疼痛抑制が働きます〔図2〕。

視床外側部、島（後部）、頭頂葉体性感覚野 ～感覚処理部門～

脊髄からの「進化的に新しい経路」である「新脊髄視床路」の二次求心性線維を上行した信号は、間脳の「視床外側部」に至ります〔図3〕。視床外側部《課》には侵害感覚だけでなく触覚や関節位置覚などの内感覚、そして視覚や聴覚など環境からの外感覚も伝えられています。[37] 視床外側部は侵害感覚の空間的範囲、信号強度などを調整します。視床外

---

*36 中脳にある「腹側被蓋野《ふくそくひがいや》（A10）」の細胞がドーパミンを産生し、側坐核や中隔など辺縁系にある快情動神経核に放出している。「中脳辺縁系ドーパミンシステム」という。

*37 古くは視覚に関与していると考えられ、この名称が付いたようである。解剖学における名称、特に脳の各部の名称は、西欧の医学において歴史的に決められたものであり、名付けルールはない。何かの形に似ているからそう付けられたもの（例：扁桃体〔アーモンドに似ている〕、松果体〔まつぼっくりに似ている〕など）、機能を推定して付けたもの（視床など）など、さまざまである。命名時点では何の働きをしているのか、まったく不明であったからである。医学生はひたすら覚えるしかない。

側部はいわば《感覚情報の総合管理課》です。視床外側部には頭から足先に至る体全体の構造が「ボディマップ」として再現されています。

視床外側部で処理された侵害感覚は大脳皮質に送られます。ひとつは頭頂葉にある「体性感覚野」《部長》です。体性感覚野では頭から足に至る体表の領域区分がそのまま再現されており、医学書には印象的な奇妙に歪んだ人間の絵（ホムンクルス）として描かれています。１９５０年代、カナダの脳神経外科医ワイルダー・ペンフィールドは自分の患者に〝実験台〟になってもらい[38]、体性感覚野における体の詳細な地図を確立しました[9]。ペンフィールドの研究結果で注目すべき点は、被験者はいずれも体に触れられているような違和感を覚えたものの、痛みは感じなかったという事実です。つまり、頭頂葉の体性感覚野の神経活動だけでは痛みは知覚されないことがわかったのです[39]。今日では頭頂葉体性感覚野はおもに皮膚の触覚を担っていることが判明しています。

空間情報のもうひとつは、脳の奥にある「島《とう》皮質（後部）《部長》」に送られます。痛みとして知覚されるには島の細胞の活動が不可欠です。体性感覚野は身体感覚全体の空間処理をしています。一方、ｆＭＲＩの研究結果から腰痛の場合はおもに島が痛みの感覚（空間定位）に関わっているようです。島は身体感覚のなかでもおもに痛みを担当する

《古参部長?》のような存在といえるでしょう。島ではホムンクルスは確認されていません。つまり腰痛の空間分解能が低いということの臨床的な事実の一因と思われます。

このように視床外側部、島（後部）、頭頂葉体性感覚野は痛みの感覚処理（空間定位）部門です。つまり体の「どこが痛むか」を決めています。これらとは別の頭頂葉連合野（後頭葉との境界近くにある）では、おもに視覚との感覚統合がなされており、姿勢や運動の感覚が処理されています〔図3〕。痛みの場合も手足の動きに関連する痛みでは連合野が活動していると思われます。一方、機能脳画像研究では腰痛の連合野の活動はあまり

＊38　病気の治療目的ではないので〝実験〟である。てんかんなどの患者に皮膚と頭蓋骨だけ麻酔をし、覚醒した状態で脳を電気刺激して実験した。大脳の表面に電極を当てると、患者は体のどこかを触られているように感じ、その場所や気分を回答した。その結果、頭と顔を触られていると感じる部分が頭頂葉の下方に、下肢や足を触れられていると感じる部分が上方にあることが判明した。

＊39　彼にとっては幸いであった。もしも痛み、ましてや激痛を感じる場所を刺激したら、手術室は阿鼻叫喚である。今日では痛みに関わる大脳皮質は、島、前帯状回、前頭前野腹側部などだとわかっている。この〝実験〟は現代では倫理的に追試困難と思われたが、２０２０年にスタンフォード大学が実験を行っていた。より深部にある帯状回や脳底部皮質の刺激を行ったが（島皮質は刺激されていない）、痛みは誘発されなかった。痛みに関わるのはやはり島皮質なのかもしれない。患者を対象とした〝実験的〟研究も、欧米では患者と臨床倫理委員会の同意があれば行われることがある。

活発ではないことから、腰痛の感覚は視覚との関連性は低いようです。

ところで、目がとらえた物体は「空間内のその場所に存在するように」知覚されます。耳がとらえた音は「音源から出ているように」知覚されます。触覚は「皮膚の刺激を受けた部位に」知覚されます。体組織の痛みもまた病変部位とその周辺に知覚されます。このように感覚に共通の特性として、「空間定位」という現象が存在します[40]。感覚はその発生源に知覚されるという現象です。脳で知覚体験が生じているからといって、それらは頭に定位されるわけではありません。このような感覚の空間定位も頭頂葉の連合野が担っていると思われます〔図3〕。視覚や聴覚などの外感覚、皮膚触覚、そして痛みなどの内感覚も脳（おもに頭頂葉）で空間定位されているわけです。

一方、私たちは刺激がなくても光、音、味、臭、触覚を「思い出して」体験することもできます[41]。このことから五感における感覚体験が脳の産物であることを理解はできます。ところが、痛み、しびれなどの内感覚となるとそれが脳でつくられているとは受け入れにくい。腰痛すなわち「腰に定位された痛み」を体験したら、「腰そのものが痛みを感じている」と感じられるし、「脳がつくり出している」とはとても信じがたい。この、痛みをめぐる「経験的事実」が、心因性疼痛の理解を難しくしています。

このことは考えてみると不思議です。同じく体の病気でも脳卒中の場合は、手足が動かなくてもその原因が脳にあるという説明は受け入れやすいからです。なのに、痛みは、ではなぜそれが難しいのか。研究する価値がある現象です。[42]

前頭前野背外側部

「前頭前野」は前頭葉の前方部分です（図3）。そのなかでも前頭前野背外側《はいがいそく》部はこめかみの上あたりに位置する部分で、霊長類、特にヒトで著しく発達しており「人間ならでは」の存在といわれています。前頭前野背外側部では痛みの認知（意義の判断）、疼痛関

＊40　空間定位されるのは感覚（五感）だけではない。実は、ある種の情動も空間定位される。たとえば「不安」は胸に、「怒り」は腹に、「恐怖」は背に空間定位される傾向がある。情動の空間定位とその生物学的意義はほとんど研究されていないテーマだが、脳幹・視床下部系、自律神経系の機能と関連して研究してみたいテーマである。そして、私たちの「自己意識」も空間定位される。私の場合は頭に「自分」があるように感じるが、みなさんはどうであろう。「自分」が腰、股、足に存在していると感じる方はおられるだろうか。

＊41　こうした記憶は大脳皮質や海馬に蓄えられている。

＊42　運動の主体（＝意思）は脳にあり、感覚の主体は脳以外の事物にある。このように私たちの心が解釈しているからかもしれない。

連行動（どうふるまうか、他者にどのように表現するか、など）の決定、社会的意義（痛みを訴えることで自分は他者にどのように評価されるか）の認識など、ヒトならではの高度な処理が行われていると考えられています。その点において前頭前野背外側部は会社組織における《全体統括部長》のような存在です。

前頭前野背外側部がもつ認知機能は痛みの抑制に働くことも場合もあります。痛みの生物学的、社会的意義を無意識にあるいは意識的に判断して痛みが抑制されると考えられています。疼痛科学的には前頭前野背外側部から中脳中心灰白質に向けての下行性抑制機能が働くことが知られています。偽薬（プラセボ）効果というものがあります。プラセボ（外見や味はまったく本物と変わらないが鎮痛成分をまったく含まない）を服用しても痛みが弱くなることが知られています。プラセボが疼痛抑制効果をもつメカニズムとして、前頭前野背外側部による「鎮痛効果への期待」が下行性抑制系を賦活すると考えられています。

慢性痛患者さんでは前頭前野背外側部の体積の萎縮が報告されています。前頭前野背外側部はヒトならではの存在であり、痛みの「最高次の処理」が行われている場所です。

大脳皮質 ～痛みの知覚の主体?～

　大脳皮質は大脳《本社》における《部長》のような存在です。大脳皮質は進化的な古さから、順に「古皮質」「中間皮質」「新皮質」に分けられます。側頭葉に存在する扁桃体と海馬は古皮質に分類されます。本書では古皮質は《部長》扱いはせず、課に〝格下げ〟して説明しています。前帯状回と島は中間皮質に分類されます。前帯状回と島前部は痛みの情動処理を担当する《古参部長》であり、島後部は痛みの空間処理を担当する《古参部長》です。腰痛の場合はおもに島《部長》が空間処理に当たっているようです。頭頂葉感覚野と前頭前野とは新皮質に分類されます。頭頂葉感覚野には体組織感覚（おそらく皮膚感覚や姿勢）が処理されています。前頭前野腹側部と前頭前野眼窩部は情動処理《部長》のような位置付け。前頭前野背外側部では痛みの認知面を処理しており、《統括部長》のような存在です。

　大脳皮質の神経活動は意識されることが多いため、大脳皮質こそが「意識」の主体と考えられてきました。しかし現在の疼痛科学、神経科学では大脳皮質の活動は意識の必要条件でも十分条件とはいえないようです。さらに疼痛科学の研究により、大脳皮質からは逆に辺縁系と視床に向かって多数の神経線維が投射していることが明らかになりました。しかも数のうえではそちらの方が多いのです。つまり大脳皮質《部長》だけで最終決定をするのではなく、扁桃体、海馬、視床など各《課》との活発な「情報交換」を行い、《部課長からなる全体連絡会議》で最終決定をしているようなのです。

ペインマトリックス

デカルトが脳こそが感覚を知覚する場所であると指摘して以来、科学者は知覚のしくみを研究してきました。筆者が医学部で学んだ昭和時代は、脳を切るとどのような構造になっているのか（解剖学）、そして脳の切片を顕微鏡でのぞくとどのような神経細胞が並んでいるのか（組織学）については、ほぼ現代の水準に達していました。しかし観察された脳の各部と神経細胞の機能についてはまだ多くはわかっていませんでした。

　脳の各部分がそれぞれ何らかの専門的な機能を果たしているという考え方を、脳の「機能局在論」といいます。視覚では光の受容器が目であるとは誰でも知っています。では、目がとらえた光を知覚する細胞群はどこにあるのか。意外に思われるかもしれませんが、それは目と反対側にある「後頭葉」（後頭部の内側）なのです。後頭葉はそのほぼすべてが視覚処理にあてがわれています[43]。皮膚触覚については、すでに書いたように頭頂葉の

「体性感覚野」が担当しています。ペンフィールドのホムンクルスのいる場所です。痛みの感覚がどこに局在しているのか、正確にはまだよくわかっていません。腰痛については島皮質ではないかと考えられています。

脳の機能局在の研究は１９９０年以後、機能的脳画像装置が開発されて急速に進みました。現在、最も多用されている機能的脳画像装置はｆＭＲＩ（機能的核磁気共鳴画像）です[10]。ｆＭＲＩは備品と解析ソフトウェアを含めるととても高額な機器であり、検査が健康保険の適応になっておらず、測定に長時間がかかるので、今のところ大学病院や大きな研究機関にしかありません。このｆＭＲＩを使った脳の機能解明の研究が世界中から報告されています。ｆＭＲＩにより、それまでに動物実験や臨床経験から解明されてきた上記の事実、すなわち痛みを知覚している人では辺縁系、島、視床、視床下部、体性感覚野などが活性化することが確認されました[10]。

痛みに相関して活動する脳の領域を「ペインマトリックス（痛み関連領域、ペインネッ

＊43　視覚《部》については、《課》に該当する細胞群の場所も明らかにされている。色、立体感、深度を担当する《課》はやはり後頭葉に、そして動きを担当する《課》は頭頂葉にあることが判明している。

トワークともいう)」といいます。痛みはペインマトリックスという《部長会議、総合管理者会議》の結果として生み出されるのです。さらにｆＭＲＩにより、動物実験研究ではあまり痛みと関係していないと思われていた、後帯状回、頭頂葉（楔前部）など〝安静時の脳機能を司る部門（デフォルトモード・ネットワーク）〟や、前頭葉の補足運動野、大脳基底核、小脳などの、〝姿勢と運動を担当する部門〟も痛みの知覚と相関することがわかってきました〔図3〕。

では、「つくり出された痛み」を感じている私たちの〝心〟は脳のどこにあるのでしょうか？　私たちの体を支配している（と感じている）《社長》はどこにいるのでしょう？　私たちは「ひとつの心」をもっていると感じています。次章では痛みとも深い関係のある、この「悩ましい問題」に対する研究をご紹介します。

本章のまとめ

■体組織は侵害刺激を感覚受容器が感知し電気信号に変換し、末梢神経を通る感覚神経線維によって脊髄に伝えます。脊髄では警報の大きさ、範囲、時間的な長さなどを調整します。脊髄からは次の神経線維で脳幹に情報が伝わり、脳幹からは脳に伝わります。

■会社にたとえれば、体組織は《事業所》、侵害刺激は《災害》、侵害感覚受容器は《災害警報センサー》、感覚神経線維は《通信ケーブル》、脊髄は《支社》、脊髄での調整は《支社会議》、脊髄から脳への情報は《本社への伝達》です。

■脳幹と大脳は《本社》、脳幹と視床下部は《総務、財務、危機管理部》、辺縁系は《情動処理部》、視床外側部、島、体性感覚野は《感覚処理部》、そして前頭前野は《認知担当部》にたとえることができます。

■大脳皮質は《部長》のようなものです。痛みを専門的に処理する《部》の集合体をペインマトリックス（痛み関連領域）といいます。痛みはペインマトリックスの神経活動により「生み出されて」います。こうした「痛みのしくみ」を理解することは、痛みの治療を受ける患者さんにとってとても重要なことなのです。

第2章　心はどこに？　～意識の研究～

本章は「心が生まれるしくみ」についてのお話です。今すぐ痛みの治療を受けたいと考えている方々にとっては、「浮世離れした話」かもしれません。本章の主題である「心脳論」[1]は私自身が行ってきた基礎研究（神経解剖学など）と臨床研究（運動器の痛み、特に腰痛）のいずれにも含まれず、私の研究歴もありません。科学の世界では門外漢が専門外のことを書くことは戒められます。しかし「心の科学の研究成果」は、痛みを抱えた患者さん、なかでも慢性痛に悩まされている患者さんにとって重要な示唆に富んでおり、知っておく意義は大きいと思います。

本章では「心」と「意識」をほぼ同じ意味としても用いており[2]、文脈で使い分けています。

痛みを「体験している」場所

前章で、大脳内部のさまざまな部位からなるペインマトリックスと呼ばれる領域の神経活動が痛みを生み出すことはわかりました。ではその結果を受け止めている私たちの「心」はどこにあるのでしょうか？　《社長室》は脳《本社》のどこにあるのか？　そこにいるはずの《社長》の正体とは？

心が脳から生まれるしくみを論じる分野が心脳論です。かつて心脳論は哲学の分野でしたが、今では神経科学、進化生物学、コンピュータ科学などの研究者も加わり、学際的な研究が行われています。「人間機械論」を提唱したデカルトは、同時に心とは物質的な存在ではなく「脳とは別の何か」であると考えました。そして脳の中心部にある「松果体《しょうかたい》」を私たちのいう《社長室》に当たると考えました。しかし、その主である心《社長》は脳とは別の存在と考えたのでした。このように、心という〝実体〟が脳とは別に存在するという考え方を「心脳二元論」といいます。身体とは別の心（精神、魂、霊といってもいい）の存在を信じている人は少なくないでしょう。心脳二元論は、多くの人々が信じているこうした「心の真実」かもしれません。[3]

　しかし、二元論は学者には評判がよくありません（現在ではほぼ否定されているといってよい）。現代アメリカの哲学者であるダニエル・デネットは二元論を「デカルト劇場」

＊1　脳を身体の一部と見なす場合には「心身論」という。

＊2　「心」には情緒を重要とする含みがあり、「意識」は「覚醒＝目覚めている状態」という含みがある。

＊3　マジンガーZの頭にあるコックピットで操縦している「人」というのも、わかりやすいモデルである。本書は痛みの知覚に関わることだけなので、「会社モデル」にした。

と呼んで批判しています(1)。脳のなかにデカルト劇場という《社長室》があり、そこに〝ホムンクルス〟という名の《社長》がいて、外部や身体内部からの情報を見たり聞いたりしている、というモデルです。それならホムンクルス《社長》の心はどうなっているのだ?と、議論はロシアの「マトリョーシカ人形」のように際限なく「その頭のなかはどうなっている?」と繰り返され、「無限後退」してしまうとデネットは批判します。「脳とは別の実体」などは存在せず、心とは脳の神経細胞の活動そのものであるとの考え方が「心脳一元論」です。現代の心脳論の研究者（神経科学者、コンピュータ工学者、哲学者など）のうち大多数は一元論者といってよいでしょう。

意識の神経科学では、クリストフ・コッホとフランシス・クリック（DNAの二重らせん構造の発見者）が「意識に相関する神経活動（NCC：neural correlates of consciousness）」(2)を明らかにすれば、そこが『意識が局在する場所』」だと主張しています。視覚の研究ではNCCの解明が進んでいます。視覚と意識の関係を研究しているフランスのスタニスラス・ドゥアンヌは、後頭葉に発した神経活動が前頭葉と頭頂葉の皮質に伝わり、大脳全体の細胞群（グローバル・ワークスペース）が同期して活動すると「視覚体験」という意識が生まれると述べています(3)。

痛みの知覚はペインマトリックスと「関連性が高い」ことはわかってきました。それでは、ペインマトリックスが痛みのNCCなのか？　あるいはペインマトリックスの神経活動を受けて「痛みを体験している」神経細胞（群）が別に存在しているのか？　デカルトの松果体説は神経科学の知見から見て、やはり誤りでした。私が医学部学生のとき、「意識は脳幹で生まれる」と医学の教科書には書かれていました。[6] それでは、脳幹や大脳皮質が《社長室》なのでしょうか？　脳幹を損傷すると意識は失われることがわかっています。

＊4　デネットが「劇場」と呼んだのは、視覚がとらえた外の世界をスクリーンに映し出された映像として「心という別の存在」が眺めているという様子をイメージしたものである。ディズニーのアニメ『インサイド・ヘッド』では、「よろこび」や「悲しみ」などさまざまな役割をはたす〝脳内キャラクター〟《部長》たちが、主人公の人生を脳内の劇場で眺めて暮らしている。主人公は「ヨロコビ」《部長》（側坐核、か？）である。《社長》は登場せず、いつも脳内キャラクター《部長》たちが侃々諤々議論して意志決定のボタンを押している。

＊5　ペンフィールドが頭頂葉に見つけた「体性感覚のホムンクルス」とは別者。神経科学はホムンクルスが大好きで、まったく別の概念に同じニックネームを付けていることがあるので混乱しないように。他のホムンクルスもいる！

＊6　医学生の私はどのようにして脳幹の神経細胞の活動が意識に変わるのだろうと不思議に思った。現在では脳幹の神経細胞がつくり出すセロトニンやノルアドレナリンなどの神経修飾物質が覚醒を生み出すことが知られている。つまり脳幹の神経活動は意識の「必要条件」といえる。

つまり脳幹の神経活動は意識の必要条件です。ただし、脳幹は覚醒状態をつくるために必要な神経伝達物質をつくり大脳に送っていますが、それだけでは意識は生まれません。一方、意識の主座と考えられてきた大脳皮質の神経活動も意識発生の必要条件ではないという説もあります[4]。神経学者のアントニオ・ダマシオは身体からの信号を受けた情動系の活動だけで「中核意識」が生まれると述べています[5]。結局、痛みの場合は脳幹《総務部》により賦活されたペインマトリックスという《痛み担当部課》による《総合会議》そのものが「痛み体験」なのかもしれません。[7]

こう見てくると、脳には特別の《社長室》も《社長》も存在しないようです。でも、直感的には頭のなかには「心という〝独裁者〟の《社長》」が存在している感じがします。一方で、《担当者会議》の結果が《会社》の意識そのものであるという仮説は、リーダー不在で物事が決まるといわれる、われわれ日本人にとっては納得しやすい説明かもしれません。

神経活動がどうして意識を生み出すのか?

最後に残った超難問。それではいったいどのようにしてペインマトリックスの神経活動から「痛みという体験」が生まれるのか? 赤い色を見たときはなぜ「赤い感じ」を体験するのか？　針に刺された後の一連の神経活動がどのようにして「刺されたという不快な情動感覚」を体験するのか？　哲学者の鈴木貴之さんは、そのものずばり『ぼくらが原子の集まりなら、なぜ痛みや悲しみを感じるのだろう』（勁草書房）と題する本を書いています[6]。

脳神経細胞群の活動からなぜ、どのようにして、感覚質（クオリア[7]）という主観的体験が生まれるのか。オーストラリアの哲学者であるデイヴィッド・チャーマーズは心を生み出す神経機構の解明を「やさしい問題（イージー・プロブレム）」であり、そのような神経機構がどうして、どのようにして意識やクオリアを生み出すのかの解明を「難しい問題（ハード・プロブレム）」と二分し、「イージー・プロブレムは科学で解決できる可能性はあるが、ハード・プロブレムは既存の科学体系では解決できない」と言い切っています[8]。さらにチャーマーズは、意識はあるレベル以上の複雑さをもった情報処理システムに必然

＊7　私には、体組織《営業所》からペインマトリックス《管理者会議》に至る神経活動のすべてが「痛み体験」そのもの、という仮説も魅力的に思われる。しかし、夢でも視覚体験や聴覚体験をするという事実、心因性疼痛が存在する事実からは、やはり痛みの「知覚と体験の場」は脳にあるというのが真実のようである。

＊8　人、生物だけでなく、コンピュータ、機械でも情報処理あるところ意識が生まれる可能性はある、という仮説。サーモスタットにも意識がある、と！

的に付随する「自然則」[9]だとも述べています。一種の二元論です。チャーマーズに同意しない科学者、哲学者も多いようですが、決定的な反論証拠は出ていません。脳の神経活動から心が生まれるしくみは「宇宙最大の謎！」なのです。

このように心に当たる「限られた」部分は脳には存在しないようです。しかし私たちには心も意識も厳然としてあります。その問題が痛みの医学で最も顕著に表れるのが、次の章で扱う主観と客観の問題なのです。

本章のまとめ

■脳内に数箇所に分散して存在する「ペインマトリックス」《痛み担当者会議》の神経活動から痛みという「情動と感覚の不快な体験」が生み出されます。

■脳の片隅に《社長室》があるわけでもなく、《社長》もいないようです。

■あえて言えば、脳全体が《社長》と言えるかもしれません。

■「心のしくみ」を理解することは、痛みの治療を受ける患者さんにとってとても価値があります。心が痛みの有無や強さを決めているからです。心は誰にもあり自明のものです。誰にも心はあり、それは誰にもひとつだけ存在し、他人が体験することはできず、複数の人が同時共有することはできません。

■しかし、「痛みは《役員会議》の結論」という説明はやっぱりわかりにくい。そこで次章からも引き続き「独裁者（と自分では信じている）の心《社長》[10]」に登場してもらうことにします。

＊9　「自然則」とは、物理法則（たとえば$E=mc^2$）のように「なぜそうなっているのか」の説明は不可能だが、この宇宙に存在している基本的な法則のことである。複雑な情報処理過程が意識を伴うのも宇宙の基本則というわけである。

＊10　私の年代の読者にとっては〝ココロのボス〟（赤塚不二夫の漫画『もーれつア太郎』に登場する、超自己中のヘンなキャラ）がどんぴしゃだ！と思ったが、若い読者はご存じないかもしれないので使用を断念した。

第3章　主観と客観 ～痛みの診療における観点～

ここまで、痛みが起こるしくみと脳、心の関わりの問題についてさまざまに見てきました。本章では疼痛学の分野でもあまり議論されていない、実際の痛みの診療における「主観と客観の問題」を考えていきましょう。

身体外部に存在する事物は外感覚（視覚・聴覚・嗅覚・味覚・触覚）によって知覚され、他の人と共有できるので客観的な存在です。[1]身体内部の構造も医学的検査により観察できるので、やはり客観的存在です。それに対して、体組織内部の感覚（内感覚）は他人とは共有できず心のなかだけにあり、常に主観的です。[2]痛みもまた、主観的です。ベテランの医者でも患者さんの痛みを「ありのままに」追体験することはできません。[3]痛みの診療では、「心が知覚している主観的な体の異常」と、心が知ることのできない「客観的な体の異常」というふたつの観点が必要です。

無意識のシステム　心が知らない体のこと

心《社長》は、どの程度自分の体《会社》のことを知っているのでしょうか？　答は「ほとんど何も知らない」です。私たちの体はそのほとんどが、心のあずかり知らぬところで自律的に機能しています。[4]たとえば肝臓や腎臓からの感覚情報も脳には送られていますが、そのほぼすべてを心は把握していません。わたしたちが、われらが《社長》が、肝臓や腎臓などの《維持管理事業所》の存在を知っているのは、単に「学校で教わった」からです[5]。内臓や血管の感覚は平常時には意識されません。例外は腸管、膀胱、心臓、肺などで、平常時でも「注意すれば」心は気づくことができます。この内臓や血管の感覚と運動を担当しているのが自律神経系です。異常をとらえたときだけ、心はそれを知るところとなり、心《社長》は「違和感」や「痛み」を感じ、そして不安になります。

それ以外の感覚について、皮膚感覚はほぼ意識されますが、運動器の場合は組織別、部位別に意識度にかなり差があります。骨の内部にある骨髄にも感覚神経がありますが、平常時には意識されません。骨髄内部に損傷、出血、膿ができたとき初めて痛みとして知覚

＊1　ただし、見聞きした事物の「価値、意義、評価」などの判断は主観的である。

＊2　痛みにはさまざまな種類があるが、「針でつつく」など実験的につくられる皮膚の痛みは、共有可能であり客観的である。

＊3　男性の産科医は陣痛を想像することはできても限界はある。病気の苦しみは、結局その病気にかかった医者にしか、本当のところは理解できないかもしれない。

＊4　現実の大会社の場合も、社長は自分の会社について知らないことばかりであろう。

＊5　肝臓、腎臓の専門医でも自分自身の臓器を知覚することはできない。

されます。私たちはまた、自分の姿や動きを関節の「屈曲の角度や速度の情報」として知ることができます。関節の角度の感覚を専門的には「固有感覚」[6]といいますが、固有感覚はじっとしていると弱くなり、やがて消えてしまって自分がどんな格好をしているかわからなくなります。このように運動器《事業所》からの情報も多くは自動処理されており、心《社長》には必要最小限にしか届いておらず、注意を向けても知ることができる範囲は限られています。

身体各部《事業所》からの情報は、平常時はそのほとんどが意識されません。内臓や血管の感覚は自律神経系を担当する脳幹や視床下部などの《総務部》には届いていますが、そのことを心《社長》は気づきません。つまり「無意識」に処理されています。この「無意識の神経システム」は極めて精緻に機能しており、私たちの体の恒常性を維持しています。無意識の神経システムは感覚系と運動系をも支配しています。運動器に関しても「左膝の関節が45度まで曲がったので、右膝関節を45度ぐらい伸ばさねば」なんてことを意識しなくても自動的に歩くことができます。無意識の神経システムは極めて高機能[7]であり、おかげで心《社長》は仕事のことを考えながら自動車を運転することも、スマホを見ながら歩くこともできるわけです（褒められたことではありませんが）。私たちが何となく「見たありのままを知覚している」と信じている視覚もまた、無意識の感覚処理システムがさまざまな処理を行って、心《社長》が知覚しているのです[8](1)。

　このように、ふだんは体の情報は無意識にコントロールされており、心には届きません。そのため《社長》は会社の《保守点検》にわずらわされずに日常生活活動、新規事業や社交（人付き合い）に専念できるわけで、実に合理的です。《事業所》からの情報は異常発生時だけ《社長》に伝わります。ところが、私たちの体（内臓、血管、運動器）がもつ警報システムはかなり大雑把につくられており、心《社長》には異常が発生した場所の把握

＊6　「固有」とは「自分自身の姿」、という意味。

＊7　物を見る＝視覚は、完全に意識された感覚と考えがちだが、視覚においてもさまざまな無意識になされた処理が行われている。「錯視」などの幻想は私たちの心が「見えている」と思っているものが、実は脳で「合理的に」処理されたものであることを示している。視覚については、見えないものが見えているような行動につながる「盲視」などの興味深い現象が深く研究されている。

＊8　「錯視」「色恒常性」「立体感」「盲点の消失」「サッカード現象」などの視覚事象が脳で処理された結果であることが、多くの実験や臨床症例から明らかになっている。興味のある方は視覚の神経科学書をお読みいただきたい。

や重篤度の判断がうまくできません。[9] 腰痛では、損傷した椎骨の位置を知ることができません。そもそも心《社長》は椎骨がいくつあるのか知りません。胸部痛は胸の筋が原因なのか、心臓疾患なのか、痛みからは区別できません。[10] がんは命に関わる深刻な病気ですが、発生も初期段階の進行も、キャッチできません。その一方で、運動器の痛みはしばしば過剰です。「ぎっくり腰」やふくらはぎに起こる「こむら返り」は強烈な痛みをもたらしますが、命に関わらないことはもちろん、甚大な損傷が起こっているわけでもありません。極端なのは皮膚の痛みで、私たちはトゲやササクレでもとても痛み、それを無視できません。こうした痛みは、理由は不明ながら〝警報音〟がやたらに大きく、《社長》に必ず伝わるようにつくられています（もしかしたら未知の深遠な理由があるのかもしれませんが）。このように「警報の大きさ」と「異常の深刻度」にはしばしば乖離があることを知っておくことは、過剰な不安に陥らないためにも役に立つ知識となるでしょう。[11]

心《社長》は「痛みのしくみ」も知りません。侵害受容器《警報センサー》からペインマトリックス《役員会議》に至る感覚神経系の存在すら知りません（皆さん、知らなかったでしょう? 実は私も最近までは知りませんでした……）。心《社長》は自分が漠然と脳《本社》にいると〝思って〟いますが、脳のしくみも知りません。

それでは、なぜ私たちの体組織の感覚はこんなふうに雑にしか心《社長》に伝わらないのか？　心《社長》はなぜ肝臓のことも、腰のことも、そして脳のこともまったく知らないのか？　答はたぶん「それで問題ないから」「知っていてもどうしようもないから」ということだと思います。私たちは自分の体であっても、体内は見ることができないし、触れないし、いじれない。だから異常が起こっても「手の施しようがない」。詳しく知ってもムダなのです。これもまた適応的ということでしょう。

＊9　しかし考えてみるとこれは当然のことである。もしも私たちが痛みの出所を「右腹部、肋骨下端中央部、直径３cm、深さ５cm」などと精密に知覚できたとしても、そこに何があるのか知らなければ、どう処置したらよいかわからなければ、そのような「正確な知覚システム」があっても役に立たない。私たちの誰もが解剖学の知識を生まれつきもっているならば、そうした知覚システムは少しは役に立ち、自分で「胆嚢疾患」と診断できる。だが、自分で手出し（手術）はできず、治療はできない。であるから、やはり解剖学の知識はあってもムダなのである。

＊10　原子炉の異常なのか原子炉建屋の異常なのか区別できないようなものである。

＊11　激痛の原因が「深刻な病気」の場合はある。運動器疾患ではまれだが、寝ていても感じる激しい腰痛は「動脈瘤」の可能性もある。やはり激痛が起こったら医者に行くべきである。

心頭滅却すれば痛みは消えるか？

神経科学の研究により、私たちの脳の機能のほとんどが「無意識」に働いていることがわかってきました。心《社長》が内臓《メインテナンス》、呼吸器・循環器《インフラ》、運動器《営業活動》のしくみを知らなくても体《会社》は機能します。多くの臓器は故障して痛みが出て、初めて心《社長》はその存在を知るところとなります。

注意（指向性）は意識の重要な機能です。私たちの心にはさまざまな感覚が届いていますが、瞬間瞬間はひとつのことしか意識できません。考えごとをしながら本を読んでいると内容をまったく覚えていないまま「気がついたら」ページをめくっていた、なんてこともあります。聴覚でも「カクテルパーティー効果」[12]など、感覚を体験するためには「選択的注意」（特定の感覚に注意を向けること）が[(2)]必要です。私たちが日常的に体験している、馴染み深い現象です。

視覚・聴覚・嗅覚・味覚・触覚とは違い、体の警報である痛みは必ず意識にのぼります。私たちは痛みを無視できません。「心頭滅却すれば火もまた涼し」なんていいますが、悟りを開いた聖者でも強い痛みは滅却できません[13]。けれどもある種の、弱い痛みは、注意を別に向ければやわらげたり、消したりすることは不可能ではありません。誰もが経験するように、体が痛くてもそれが一定レベル以下のものなら、何か他のことに集中すれば、そのときだけは痛みを忘れることもできます。実際、心の機能障害として起こるある種の「慢性痛」の精神療法では「痛みを注視しないこと」「他の事象に注意を向けること」を治療に取り入れています。

「主観的な体」と「客観的な体」

主観的身体

心が知っている自分の体を「主観的身体」と呼ぶことにします。[14] 主観的身体は「生まれてから成長とともに経験的に知った自分の体の姿」です。体各部の名称や異常を感じたときの言い回しなどは、学校で教わらなくても自然に覚えていきます。[15] 本書では「主観的な

＊12 騒々しいカクテルパーティーの会場でも、自分の名前が聞こえたりするとその会話に注意が向き、会話の内容が聞き取れるという現象。聴覚の指向性の例。

＊13 イエス・キリストもブッダも最後は痛みに苦しんだというのが史実である。

＊14 主観的身体のことを専門的には「身体図式（body schema）」という[(3)]。

＊15 一般の人が体の各部を示す用語は理科や解剖学で習ったものではない。医者が用いる解剖学用語は専門家が人為的に決めたものであり、一般人の用語と違うのは当然である。

身体の各部の名称」を「客観的な解剖用語」と区別するためにカタカナで表すことにします。[16]

患者さんが病院を訪れた初診時に「問診票」に記入をしてもらいますが、症状の場所や性質の表現にはかなりの個人差があります。以下、本書では患者さんが自分の言葉で表現する体各部の名称（主観的名称）をカタカナで、解剖学用語を漢字で書き表します。頸から胸に移行する背中の部分は解剖学的には「項部（こうぶ、うなじ）」ですが、クビ、カタと言う人もいます。おしりをコシと呼ぶ人もいます。主観的身体の名称はどれが正しいということはなく、各自各様であってよいものです。

「体の異常感覚」と「異常を表現する言葉」は当然ながら主観的です。私たちは内感覚をお互いに共有することはできません。イタイは誰もが使い、その感覚質を医者は共感できますが、ダルイ、ハバッタイ、コソバユイ、ムズムズ、ズキズキとなると、患者さんがどのような感覚質（クオリア）を体験しているのか、医者は自分の体験と照らし合わせて想像するしかありません。シビレはイタミと同じくらい運動器の診療で頻繁に遭遇する訴えですが、患者さんがいかなる体験をしているのか、実際のところはわかりません。[17]

医者は患者さんの主観的訴えをしばしば軽視・無視して「客観的な異常」の発見に精力

をそぎます。しかし医者が忘れてはいけないのは、患者さんの求めている第一目標はまさに「主観的な異常を消してほしい」ということなのです。疼痛学では「体組織損傷の存在しない痛み」「体組織損傷は存在するがそれとは不釣り合いな痛み」であっても痛みそのものを「治療が必要な病気」と見なします。

似たような例をあげましょう。精神疾患の多くは今でも脳の病変部位や機能異常など「客観的な異常」が明らかにされていません。しかし精神神経科医は「脳の病変部位が不明なので治療できない」とは言いません。精神神経科医の医療は主観的症状を重視する〝主観主義の医療〟です。対照的に同じ脳の病気を診ていても脳神経外科医の医療は客観的画像所見を重視する〝客観主義の医療〟といえます。外科手術を主たる治療手段とする

＊16 英語でも一般用語と解剖学用語は異なる。ヨーロッパ語では解剖学用語はラテン語で統一されている。明治時代にラテン語解剖学用語は和製漢字語に翻訳された。しかし英語で書かれた現在の多くの医学論文ではラテン語と英語が混在する状況になっている。特に脳神経系では混在が著しい。欧米でもわが国でも一般の方々は解剖学用語を知らないし、医者から言われても通じないことが多い。一般英語では腹は stomach だが、解剖学用語では abdomen である。骨は一般英語で bone だが、解剖学用語では os である。

＊17 最近、私はシビレの新たな定義を論文で提案した[4]。

以上、当然の考え方といえるでしょう。

客観的身体

主観的身体に対し、私たちの心が学校の理科で、医者ならばさらに詳しく医学部で、学んだ人体を「客観的身体」と呼ぶことにします。客観的身体の名称には、個人差はありません。解剖学者の養老孟司さんによれば、解剖学の目的は主観的身体用語によるブレを排し、身体を人為的に分割して各部に対して共通の名称を与えることです[5]。客観的身体とその異常については年々いっそう解明されつつあり、知識量も膨大になっています。

先ほどあげた精神神経科を例外に、内科から整形外科まで、ほとんどの診療科の医者は客観的身体とその異常を重視し、症状の原因を徹底的に探り出して、その完治を目指す治療を行っています。患者さんの多くもまた、自分の症状の原因である客観的異常を説明してもらいたくて病院に行きます。健康診断や人間ドックの目的は「自分が知らない体の病気」を医者に〝発見〟してもらうことでもあるのです。

現代日本人は、病院に行けば必ず原因が見つかると信じているフシがありますが、残念ながら「客観的原因」がわからない患者さんの方が実際は多いのです。その場合は「対症療法」を行いますが、「客観主義」の患者さんの評判は必ずしも高くありません。客観的原因が判明すれば、肝心の症状が変わらなくても満足という〝超・客観主義〟の患者さんもいます。「長年痛みが続いていたが、原因がわからなくて心配だった。調べてもらったら原因がわかった。よかった！』と安心する（？）方も、まれならずおられます。そのような方々は痛みで悩んでいたのではなく、痛みを起こす病気の正体が不明であることの「不安」で悩んでいたのかもしれません。しかし、これもまた臨床医学の意義であり、ひとつの治療といえるでしょう。

客観主義の医者は、痛みの原因となる器質的異常が見つからないと「不定愁訴」などと結論して、それ以上の診察を続けることに消極的になりがちです。専門医はしばしば「いろいろ調べてみましたが異常は見つかりませんでした。だからもうお帰りいただいてけっこうです」と〝失言〟してしまいます。

痛みの医療における主観と客観

私たちが病院にかかるのには、ふたつの場合があります。ひとつは心《社長》が「体の異常を主観的に気づいた」場合です。もうひとつは健康診断、人間ドック、他人の観察[18]などによって「体の異常が客観的に発見され、心《社長》が知った」場合です。このように病気は〝主観的な病気〟と〝客観的な病気〟に大別できます。

医者の医療に対する態度もふたつに大別できます。主観的な身体が知覚する異常体験を治そうとする「主観主義の医療観」と、客観的な身体の異常を発見して治そうとする「客観主義の医療観」です。そして、痛みの医療ではその両方の観点が必要なのです。

主観的な病気

近代以前、病気の多くは「主観的な病気」でした。高血圧、椎間板ヘルニアという病気はありませんでした。あったのは血圧の上昇による「脳卒中」という症状、腰椎椎間板のふくらみによる「腰痛」という症状だけでした[19]。主観的な異常を自覚したとき、私たちはまず様子を見ます。「なんかヘンだが、そのうち消えるかもしれない」と考えます。この判断はとても合理的です。実際に日々、心が気づく主観的な異常の多くは一瞬〜数時間で消えてしまいます。つまり「非臨床的症状」、すなわち「病気として治療する必要がない症状」です。私たちが「これはまずい。病院に行かねば」と考えるのは、異変が何日も続いたり、徐々に悪化していく場合です。こうなると心《社長》はいよいよ不安になり、「原因は何だろう?」と理由を知りたくなり病院に行くわけです。心《社長》は警報が鳴り続けると、それまで気にも留めなかった自分が知らない《事業部》の異変を知らされ心配し始める、というわけです。

痛みを症状とする病気は一義的に主観的な病気です。主観主義の医者は症状を緩和させる「対症療法」を重視します。主観主義の医療観の治療対象は心です。痛み医療では痛みが減り、なくなることを主目標とします。主観主義の患者さんも「とにかく痛みをまずとってほしい(原因はわからなくてもいいから)」と強く訴えてきます。そんな患者さんに原因追求のための検査ばかりしていたのでは叱られてしまいます。

客観的な病気

「客観的な病気」は現代的な病気です。医学の進歩とともに検査により体の異常が「発

---

*18 皮膚疾患は例外。無症状でも自分で見て触って「客観的」に知ることはできる。

*19 血圧が高くても腰椎椎間板が潰れていても、症状のない人は自分が病気であるとは思っていなかった(もちろん、現代でも)。

見」されるようになりました。画像検査、血液検査で示される「標準値からのずれ」はたいていは無症状であり病的意義はありませんが、ずれが大きい場合、さらに大きくなると何らかの自覚症状つまり「主観的な症状」が出てくる可能性があります。検査で見つかる「純粋に客観的な病気」は、「将来、症状が出るかもしれない病気」です。予防医学は客観主義の医療観に立脚しています。現代の医者の多くは客観主義者であり、検査に基づく診断を重視します。患者さんの多くもまた、客観主義の医療観に立っています。

痛みの原因に対する治療を、本書では〝原因療法〟と呼ぶことにします[20]。客観主義の医者と患者さんは原因療法を重視する反面、痛みをやわらげるだけの対症療法には批判的です。客観主義の医療観の治療対象は体です（体にはときには脳も含まれます[21]）。痛み医療では痛みの原因となっている病変部位を見つけ出し、治療することを主目標とします。客観主義の患者さんは「痛みの原因を知りたい。何でこうなったのですか？　何がいけなかったのですか？」と質問してきます。対症療法だけでは決して満足してもらえません[22]。

主観と客観にまたがる病気

多くの診療科にあって、「心療内科」は心と体が連関する病気を診る診療科であり、主観症状と客観所見の両方を診ています。「心身症」は心の問題が身体症状として現れる病気であり心療内科のおもな対象疾患です。

運動器疼痛疾患に対する整形外科の診療は、基本的には客観主義に立っていますが、主観主義に基づく痛みの治療も重視しています。なかでも腰痛は脊椎腫瘍や感染症のように器質的病変が明らかで客観性が高いものから心因性慢性腰痛という主観性が高いものまで、さまざまなタイプがあります。そのため腰痛専門医は主観症状も客観データも重視する診療が求められます。このことは5、6、7、8章で詳しく述べます。

---

*20 「原因療法」は本書における筆者の造語である。より一般的には根治療法という。

*21 客観主義の医療観にあっては、脳も痛みの治療対象になりうる。現在の疼痛医学では脳と心の関係が明確になっていないので、まだ脳に対する介入はほとんど行われていないが、ペインマトリックスにおける病変部位や機能障害がはっきりすれば、脳も外科手術の対象となりうる。

*22 原因を知りたがり、執拗にたずねてくる患者さんは少なくない。そのような方々は同時に再発防止についても質問してくる。病気にはすべて原因があり、それは自分の間違った行動によりもたらされた、と考えるからであろう。けれども、そのような「考え方」自体が間違っている。ほとんどの病気は本人の「間違い」が原因ではない。生活習慣病というのは一部の病気にのみ摘要できる概念である。

クリニックの存在価値

痛みの専門家の疾患観は「主観主義」「客観主義」、そして「両方とも重視」の3タイプがあります。診療所（クリニック）の医者の社会的な役割は「一次医療（プライマリケア）担当、かかりつけ医、家庭医」です。診療所の医者はあらゆる種類の主観的疾患を診る「総合診療医」です。初めて異変を感じてクリニックを初診した患者さんは、当然自分の病気のことは何も知らず、それゆえ不安も大きく、「主観的な言葉」で懸命に医者に訴えてきます。ほとんどの患者さんは「客観的身体」も解剖学用語も知りません。しばしば患者さんの〝説明〟は医者からすると不器用で不正確です。プライマリケアを訪れる患者さんの症状はほとんどが軽度のもので、「ちょっとした異変」といった程度が少なくありません。けれどもクリニックを訪れる患者さんもまた、痛みをとることだけではなく「客観的な原因」の説明も求めます。それゆえ、簡単に「異常はありません、見つかりません」と伝えたのでは患者さんはかえって不安になってしまいます。「痛みの原因は○○と思われます。心配するような深刻な病気ではありません。何か間違いをしたから病気になったのではありません」とお伝えするのが望ましいのです。

欧米の腰痛診療ガイドラインでは「プライマリケアで腰痛患者に画像検査を行っても器

質的原因は見つかることはほとんどないので、検査は医療費のムダであり、すべきでない」と書かれています。諸外国に比べてわが国では画像検査装置がとても普及しています。診療所でもＸ線のみならずＣＴやＭＲＩを備えているところは珍しくなく、健康保険の適応となっています。画像検査はすべきでないのかするべきか。どちらが正しいといえるでしょうか？　私自身はプライマリケアの段階で、可能な限り客観的な検査もしっかり行い、結果は丁寧に説明するべきと考えています。適切な医療のあり方というものは、国によって、国民性によって、そして医療（保険）制度によって、多様であってよいと思います。

本章のまとめ

■医学における身体観と医療観には主観的なものと客観的なものがあります。「主観的身体」は私たちが自然に覚えた体と心のありようです。それに対して「客観的身体」は科学者が解明した構造と機能です。

■患者さんは体の異常を「主観的身体の言葉」で医者に訴え、医者はその原因となる「客観的身体の異常」を見つけようとします。

■「主観主義の医療観」は、症状を重視し「対症療法」によりやわらげようとする医療観です。「客観主義の医療観」は、病変部位を発見して「原因療法」による解決を目指す医療観です。

■整形外科は基本的に「客観主義の医療観」ですが、腰痛では「主観主義の医療観」も必要です。

■痛みを診る医者は常に主観主義の医療観をもって、患者さんの「心の問題」に向き合う必要があります。

第4章　運動器の痛み　～実際の痛み～

ここからは、これまでの議論を踏まえ、実際の痛みについてこれをさまざまな視点から分析し、個別具体的に痛みの正体に迫ってみたいと思います。

1章では、痛みとは体組織への侵害刺激をそこにある侵害受容器がとらえ、脊髄や脳幹などでの調整を経て脳に伝えられ、心が体験したものであると解説しました。これが私たちに備わっている「痛みの生理学＝痛みのしくみ」の全容です。会社にたとえれば「《事業所の災害》を《警報センサー》がとらえ、それが途中で調整されて《本社》に伝わり、《社長》が知るところになった」という流れです。皆さんは「わかった。では、そのうえで何か付け加えることがあるのか?」といぶかしく思われるかもしれません。しかし、実際に皆さんが体験する痛みはもっと複雑なものなのです。

運動器の痛みは、複数の「痛みの病理」からなる複合的なものなのです。さらに時間経過とともに「痛みの病理」は変化していきます。骨や筋など組織ごとに「痛みの病理」に特徴があります。さらに、このことがとても重要な点なのですが、実際の痛みは〝痛みのしくみの故障〟によっても起きるのです。末梢神経、脊髄、脳の故障により起こる痛みは、痛みを知覚している場所が病気になっているのではありません。それゆえに「納得しにくい痛み」となるのです。

「痛みの病理」～〝痛みのシステムの不具合〟が起こす痛み～

１章で説明したように、痛みはＩＡＳＰの定義により以下の４つに大別されます。

1. 実際の組織損傷に付随する、感覚かつ情動の不快な体験
2. 組織損傷が起こりうる状態に付随する、感覚かつ情動の不快な体験
3. 実際の組織損傷に付随する感覚かつ情動の不快な体験に、似た体験
4. 組織損傷が起こりうる状態に付随する感覚かつ情動の不快な体験に、似た体験

本節では２、１、３、４の順で、それぞれの場合の「痛みの病理」を説明していきます。

組織損傷を伴わない侵害受容性疼痛 ～非臨床的な痛み～

ＩＡＳＰ定義２＝「組織損傷が起こりうる状態に付随する、感覚かつ情動の不快な体験」に該当する状態です。「組織損傷が起こりうる状態」とは体組織の侵害受容器が「一過性の侵害刺激」をとらえた場合です。運動器の場合、一過性の侵害刺激とはほぼすべてが「機械的侵害刺激」、つまりは物理的な力です。刺激は身体外部からくる場合（外因性）

もあれば、姿勢変化や運動器に瞬間的にかかった「過負荷」（内因性[1]）の場合もあります。痛みは刺激の間だけ短時間知覚され、終われば消えます。一瞬の機械的侵害刺激に対しては神経系は「脊髄反射」により逃避反応を起こし組織損傷は回避されます。それゆえ〝純粋な〟侵害受容性疼痛は病院受診の動機とはならず、〝非臨床的な痛み（検査、診断、治療が必要ない痛み、という意味）〟ということができます。

〝純粋な〟侵害受容性疼痛を「止める、減らす」方法はまったくありません。侵害受容体（機械的侵害受容体、化学的侵害受容体、温度侵害受容体）を遮断する方法が存在しないからです。それを飲めば「痛みを感じなくなる経口薬」というものは存在しません。さらに言えば、もしもそのような薬物ができたとしても体の安全のためにも侵害受容と侵害受容性疼痛は止めてはならないのです。組織損傷に気づけなくなり、創傷が拡大してしまいます。感覚神経線維に局所麻酔薬を注射し続けて信号の伝達を遮断し続ければ「痛みを知覚しなくなること」は可能ですが、非現実的[2]です。

【ポイント】

・「組織損傷を伴わない侵害受容性疼痛」とは体組織の侵害受容器がとらえた「一過性

の侵害刺激」が脳で知覚されたものです。

- 《事業所》の《警報センサー》がとらえた「緊急地震速報」が《社長》に伝わった、ようなものです。

炎症性疼痛

IASP定義1＝「実際の組織損傷に付随する、感覚かつ情動の不快な体験」に該当する状態です。侵害刺激が組織損傷を起こすと炎症が起こり、持続する痛みを感じます。「炎症性疼痛」は病院受診の動機となる「臨床的な痛み」です。炎症時に働く主要な侵害受容器は「炎症性メディエーター」をとらえるポリモーダル受容器です[3]。ポリモーダル受容器は感《かん》作《さ》機能をもち、信号は強められ脊髄に送られます。感作の状態ではポリモーダル

＊1　一過性の筋の過剰収縮、関節亜脱臼、腱の過伸長、など。

＊2　これから起こるかもしれない損傷に対して、あらかじめ痛みを感じないように局所麻酔薬を打ち続ける、ということ。それが非現実的でナンセンスであることはおわかりいただけるであろう。ただし、損傷がこれから「確実に」起こる場合には意義がある。手術を受ける場合である。

＊3　炎症部位で細胞からつくられる起炎物質は、組織修復のためのものである。侵害受容器が受容しているからといって〝悪者〟ではない。

受容器が受容する「非侵害感覚」も侵害感覚に変化します。正常状態では侵害受容器の刺激源とはならない機械的、化学的、温度的な感覚刺激も、炎症状態では侵害感覚に〝化ける〟わけです。

前の章でも書いたように、炎症性疼痛は本来は「生理的な痛み」です。つまり正常な体の機能の表れです。しかし皆さんのなかには「医学書には関節炎や筋肉炎という〝病名〟が書いてあるではないか！」と不審に思われる方もいるでしょう。実は炎症には、組織修復のために役立つとはいえない炎症もあるのです。むしろそちらの方が一般的には知名度が高く、炎症＝病気という誤解の元になっています。

以下、炎症を次の5つのタイプに分けて解説してみます。[4]

1. 〝よい〟炎症
2. 〝きつい〟炎症
3. 〝しつこい〟炎症
4. 〝だめな〟炎症
5. 〝わるい〟炎症

1.〝よい〟炎症

軽度の組織損傷により起こる炎症です。すでに説明したように損傷組織の修復のための生理現象です。それゆえ炎症反応そのものは抑えるべきではありません。腰痛の章で詳しく書きますが、ほとんどの急性腰痛（＝ぎっくり腰）は、痛みはとても強いですが、たいていは腰部の骨関節筋の軽度の損傷が原因です。炎症の程度も極めて軽度でありＭＲＩにも写りません。

よい炎症による痛みは「生理的な痛み」「正常な痛み」ですが、持続性の痛みであり、患者さんが痛みをやわらげる治療を求めるという点では「臨床的な痛み」です。炎症性疼痛は化学的侵害刺激と炎症メディエーターをポリモーダル受容器の受容体がとらえ発生しますが、それらを遮断する薬物は存在しません。これも前に書いたように、医者が処方する代表的な鎮痛薬「非ステロイド性抗炎症薬」は末梢性感作を抑制する作用をもちます。すわなち「痛み止め」ではなく「痛み減弱薬」です〔図1〕。

＊4　医学書や「炎症学」の専門書ではこのような分類はしていない。臨床医学ではさまざまなタイプの「炎症」が使われていることを理解していただくために、本書における筆者独自の分類である。

【ポイント】

- 軽度の外傷による炎症は創傷治癒のための〝よい炎症〟です。
- 《事業所》で起こった「震度1～4程度の地震による損害に対する修復作業現場からの《修復作業中注意報》」のようなものです。

2.〝きつい〟炎症

創傷治癒のための炎症であっても強烈なものもあります。骨折、脱臼、熱傷、手術創などの〝大災害〟を受けると、体は最大限の〝災害動員〟を行います。感作も極大になり損傷部位周辺一帯が「過敏」化し、触ることもできない状態となります。損傷部位周辺一帯が《警戒区域》となるわけです。《復旧作業中注意報》が日夜に強烈に鳴り続け、心《社長》には耐えがたい事態となります。侵害受容性疼痛には組織修復を促すという生物学的意義がありますが、心《社長》は「そうとは知らず」、とにかく早く痛みだけでも止めてほしいと切望します。[5]

ところで、激痛をがまんすること、がまんさせることには重大な問題があります。あまりにも強い痛みが長時間続くと痛みの神経系が「変調」（後述します）を起こし、警戒区域がどんどん拡大したり、損傷が収まっても痛みが消えなかったり記憶されたりしてしまいます。[6] 神経系と心がおかしくなってしまうわけです。

〝きつい〟炎症は創傷治癒の妨げになる懸念があったとしても抑制した方がよいのです。非ステロイド性抗炎症薬の座剤を投与したり、ステロイドという強力な抗炎症薬を使用すべき状況です。

【ポイント】

- 重度外傷による炎症は、痛みのシステムをおかしくしかねない〝きつい〟炎症です。
- 《事業所》における「震度5〜7の地震により生じた損害に対する復旧工事現場からの《復旧作業中注意報》」のようなものです。
- 持続する注意報を心《社長》はとても不快に感じます。

＊5　心《社長》は自己中である。かなりの大災害が発生したときでも、「現場（組織の修理班）に任せるから、とにかくうるさい警報だけは止めてくれ」と思う。

＊6　拡大性炎症ともいえる。さらに類似した現象は〝わるい〟炎症の場合だけでなく、捻挫など軽微な外傷による〝よい〟炎症の後に起こることもあり、複合性局所疼痛症候群（CRPS）という。CRPSは治療がとても難しく疼痛学における重要な研究テーマとなっている。

3.〝しつこい〟炎症

スポーツ、労働などによる反復性の過負荷や過使用の結果、体組織に生じた損傷も炎症反応を起こします。この場合、原因となる過負荷が終わらない限り、組織損傷と組織修復が共存する状態となります。つまり炎症は〝しつこく〟続きます。成長期の小、中、高校生では部活動での過剰な練習や不適切な運動により疲労骨折を起こす場合がありますが、これも損傷と修復が共存した〝しつこい〟炎症の結果です。成人の場合も独特の反復性作業をする場合には起こる可能性があります。《警戒警報》と《復旧作業中注意報》が同時に鳴っているような状態です[7]。〝しつこい〟炎症は長引く炎症ですが、こうした状態からは慢性炎症というよりも持続性・反復性の急性炎症というべきです。

〝しつこい〟炎症が独特なのは心《社長》が原因を知っていることです。つまり心《社長》は自分がやらせている《事業部》の「過剰な仕事（オーバーワーク）」が炎症の原因であることを知っている。それでも、心《社長》は「仕事をやめさせることはできない。なのに、とにかく警報を止めてほしい」と切望します。心《社長》、ちょっと身勝手です。

〝しつこい〟炎症には痛みに対する「対症療法」は有効ですが、「原因療法」を行わない限り炎症が収束することはありません。体組織を正常以上に強化することは困難であり、患部の休息が治療の原則ですが、それが受け入れられない患者さんが少なくありません。スポーツや作業の減量、調整を目的とした運動療法による原因療法が治療の基本となります。鎮痛薬による対症療法は、原因療法がうまくいかない場合の補助的治療と位置付けられます。

【ポイント】
・スポーツや過労を原因とする炎症は、反復性の〝しつこい〟炎症です。
・スポーツや作業の減量、調整を目的とした運動療法による原因療法が治療の基本となります。

4.〝だめな〟炎症

組織修復を目的とする炎症ですが、〝作業〟がはかばかしくない場合もあります。健康な人では炎症はふつうは1カ月以内に終わります。ところが1カ月を超え、さらには数カ

＊7　事業所の建物、設備、機器、社員がオーバーワークで疲弊し、社長に休息願いを発している状態です。

月、そして何年も続く場合があります。こうした状態を「慢性炎症」と呼んでいます。老朽化した《事業所（建物・機械）》の〝終わりなき修復作業〟みたいなものです。心《社長》にとっては報告を受けるだけでも鬱陶しい事態です。炎症が慢性化する理由はいくつかありますが、一番多いのは「加齢」による修復能力の低下です。他の病気の治療のために「ステロイド薬」を試用している人も創傷治癒が遅れ慢性炎症になる可能性があります。「糖尿病」も創傷治癒を遅らせ慢性炎症になりやすいことが知られています。さらに、高齢者、ステロイド使用者、糖尿病患者では明らかな組織損傷を受けなくても、じわじわと炎症反応が始まってしまいます。そうした慢性炎症は〝潜在性炎症〟〝加齢性炎症〟と呼ばれています。老化により運動器は脆弱化します。骨粗鬆《こつそしょう》症や加齢性筋量減少症（サルコペニア）などの疾患も痛みを起こすことがありますが、慢性炎症が原因と考えられています。

　組織修復としての意義が低い慢性炎症に対しては、脆弱化した体組織を運動療法により強化する「原因療法」が炎症と痛みの発生を予防することになります。加齢性炎症では炎症それ自体の活動性は高くなく、慢性炎症の患者さんでは炎症反応も感作も強くありません。そのため抗炎症薬（抗感作薬）の効果は現れにくく、むしろそうした薬物を長期投与することで内臓（胃、肝臓、腎臓など）への副作用が問題になります。〝だめな〟炎症は高齢者や重度の疾患をわずらっている患者さんで起こるので、副作用は深刻な問題となります。さらに、より深刻な副作用は抗炎症薬のために体組織の脆弱化がさらに進行してしまうことです。炎症部位がますます破壊されてしまいます。

【ポイント】
- 延々と続く炎症は創傷治癒として役に立っていない〝だめな〟炎症です。
- 老朽化した《事業所》建物の〝終わりなき修理工事〟みたいなものです。
- 事業所建物とは異なり。中高年の体組織は「建て替え」はできないので気長に修復・補強していくしかありません。

5.〝わるい〟炎症

侵害刺激を受けたのでもなく組織損傷が起こったわけでもないのに、勝手に始まる炎症があります。血液中に自分の組織を破壊しようとする「自己抗体」が作られ、組織を損傷し始めます。自己免疫疾患（膠原《こうげん》病）といわれる一群の病気であり、運動器領域では関節の滑膜《かつまく》炎から始まる「関節リウマチ」が知られています。自己免疫疾患の炎症は組織修復ではなく「組織破壊」をもたらす病気です。〝わるい〟炎症はそれ自体が病気と考えてよい状態です。炎症学の専門家が行っている研究のほとんどが、こうした〝わるい〟炎症の解明と治療であるといっても過言ではないでしょう。

〝わるい〟炎症の場合も、やはり侵害受容体を止めることはできません。自己抗体そのものを抑制する原因療法が治療の中心となっています。

【ポイント】

- 自己免疫疾患による炎症は組織破壊をもたらすだけの〝わるい〟炎症です。
- 悪質業者による〝不要リフォーム工事〟、社内不穏分子による〝破壊活動〟みたいなものです。
- 〝わるい〟炎症はそれ自体が病気と考えてよい状態です。

加齢性の運動器変形は原則として無痛！

侵害刺激は外因性と内因性に分かれます。運動器の場合、外因性の機械的侵害刺激は打撲などの外傷、内因性の機械的侵害刺激は筋収縮や関節のずれによるものです。そして機械的侵害刺激→組織損傷→炎症→炎症性疼痛という流れで痛みを知覚するようになります。つまり一次的には外因性ですが、続発する痛みは内因性の炎症性疼痛ということになります。

内因性の化学的侵害刺激として、加齢性変化（〝だめな〟炎症）と自己抗体（〝わるい〟炎症）があることを前項に述べました。加齢性変化は「脊椎症」「変形性関節症」などの運動器組織の変形や配列の異常を起こします。では、このような「異常」そのものは侵害刺激となりうるのでしょうか？　炎症がまだ起こっていない段階の異常で、痛みは知覚されるのでしょうか？

運動器の変形を示す無痛性の疾患はたくさんあります。先天性異常（股関節臼蓋《きゅうがい》不全など）、成長期疾患（思春期側弯《そくわん》症など）、退行変性疾患（変形性関節症など）、骨軟部腫瘍などで、いずれも変形の「スピード」が極めて遅いことが共通点です。変形をとらえる感覚受容器には機械的受容器と機械的侵害受容器があります。前者は組織損傷を伴わない程度の外力に反応し、触覚、振動覚、関節位置覚をもたらします。機械的侵害受容器についてはすでに説明しましたが、切る、刺すなど運動器組織を損傷する「コンマ秒単位」の刺激をとらえます。一方、ゆっくりと「月単位」「年単位」で進む変形は知覚されません。ゆるやかな変形をとらえる機械的受容器も機械的侵害受容器も存在していません。幼児期から成長期までの運動器変形性疾患の多くは無痛性であり、「変形そのもの」あるいは「変形による運動機能障害」が患者さん（あるいは保護者）の訴えとなります。

30歳以上の患者さんにレントゲンやＭＲＩを行えば、何らかの退行変性の所見が写りますが原則として無痛性です。整形外科の「診断名」は画像所見名をそのまま転用していることが多いので誤解されやすいのですが、画像に写し出された形態的異常が「侵害刺激を受けている場所」とは断定はできません。形態的異常はあくまで暫定病名であり、痛みの病変部位の「候補のひとつ」にすぎません。[8] ただし、体組織の脆弱化を伴っているので、炎症反応を起こしている可能性が高いという点で痛みの病変部位の「可能性がある」とはいえます。退行変性を起こした運動器体組織に〝だめな〟炎症が始まると、徐々に弱い化学的侵害受容性疼痛を知覚するようになります。さらに、脆弱化した組織が「実際の組織損傷」を起こすと強い炎症性疼痛が発症します。この場合の炎症は〝よい〟炎症なので、修復が完了すればまたふだんの〝だめな〟炎症の痛みレベルに戻ります。

【ポイント】

・画像検査に写し出される形態的異常や加齢性所見それ自体は侵害刺激とはなりません。

神経障害性疼痛

炎症性疼痛と同じくＩＡＳＰ定義１＝「実際の組織損傷に付随する、感覚かつ情動の不快な体験」のうち、損傷を受けたのが感覚神経線維である場合です。外傷や疾患で生じた神経組織の異常を「神経障害」といいます。感覚神経線維は体組織から脊髄までの「一次感覚線維（一次求心性線維）」と、脊髄から脳幹・大脳までの「二次感覚線維（二次求心性線維）」がありますが、いずれも損傷を受ける可能性があります。神経障害を原因とする痛みが神経障害性疼痛です。神経障害性疼痛はむかしから「神経痛」と呼ばれてきたものと同じと考えてさしつかえありません。なお、脳の障害による痛みを神経障害性疼痛に含めるかどうかは研究者により見解が分かれています。

＊8　暫定病名とは「保険病名」あるいは「診断書病名」のことで、痛みの原因とは確定できていないが、便宜上・必要上付ける病名である。患者さんに「私の痛みの原因は何という病気ですか?」と問われた場合、私は暫定病名を痛みの「可能性のひとつ」と説明している。

一次感覚線維を損傷する理由として頻度が高いのは、加齢により厚くなった神経周囲組織による圧迫性神経障害です。圧迫部位では神経への血流が低下し、酸素不足などの原因により障害部位の神経線維から「異常放電（異所性発火、異所性放電ともいう）」が起こります。それが脳に伝わり知覚されたものが「神経障害性疼痛」です。異常放電は脊髄に感作（中枢性感作）を起こし、強まった信号が脳に伝わり強い痛みとして知覚されるのです（図2）。体に分布している末梢神経のおおもとは「神経根」といい、骨と椎間板軟骨に挟まれた「椎間孔」という狭い孔を通過するのですが、この孔が早くも30歳を過ぎるとさらに狭くなってきます。腰椎疾患ではしばしば神経根障害を併発しますが、原因としては若い人の椎間板ヘルニア、高齢者の腰部脊柱管狭窄症があります。一方、脊髄を上行する「二次感覚線維」は外傷や腫瘍により障害されますが脊椎の骨折や脊髄腫瘍などより重篤な傷病により生じ、一次感覚線維の障害に比べると発生率はずっと低くなっています。

神経障害性疼痛は病変部位ではなく、障害された感覚神経線維が分布している身体領域[9]に知覚されます。腰部神経根障害の場合、病変部位は腰部ですが痛みは臀部（オシリ）、大腿部（フトモモ）、下腿（スネ、フクラハギ）など下肢に知覚されます。痛みを知覚しているこれらの場所に組織損傷は生じていません。つまり、神経障害性疼痛に本来の警報としての意義はもはやありません。[10]

神経障害性疼痛の主原因である神経周囲組織の肥厚は加齢により生じたものなので、痛みは慢性化しやすくなります。体組織とは異なり、損傷された神経線維は健常者でも回復しにくく、損傷を修復する薬物もありません。異常放電を止める薬物も存在しません。こうした理由から神経障害性疼痛はしばしば治りにくくなる傾向があります。現在用いられている「神経障害性疼痛治療薬」は神経障害そのものを治す薬ではなく、脊髄でのシナプス前に作用して中枢性感作を抑制する薬です。

【ポイント】

- 神経障害性疼痛は体組織《事業所》から脳《本社》に至る感覚神経線維《通信ケーブル》の損傷による痛みです。

＊9　その神経線維の感覚受容体がある体組織。「電線ケーブル」の「センサー」がある《事業所》のこと。

＊10　逆に言うと、痛みを知覚している場所に異常がないと理解できれば、痛みの原因が神経根障害性疼痛と推定できる。動物には無理でヒトにしかできない高度な判断ではある。人の場合も、痛む皮膚に異常はないことは見て触って「自己診断」できるが、その下にある骨・筋に異常があるかどうかは判断できないであろう。ゆえに神経障害性疼痛の痛みの部位の体組織が正常だと自分で判断できる人はいない。

・《事業所》には何も問題は起こっていませんが、心《社長》は事業所の災害と〝勘違い〟します。

・《通信ケーブル》の損傷は修復しにくく、神経障害性疼痛はしばしば長引きます。

痛覚変調性疼痛

痛覚変調性疼痛は侵害受容性疼痛と神経障害性疼痛とともに、ごく最近になってＩＡＳＰで新たに定義された「痛みの種類」です。痛覚変調性疼痛とは「末梢侵害受容器の活性化を引き起こす実質的な組織損傷、または損傷の可能性のある事象の明確な証拠がないにもかかわらず、あるいは痛みを引き起こす体性感覚系の病変や傷害の証拠がないにもかかわらず、侵害受容の変容によって引き起こされる痛み（ただし、患者は侵害受容性疼痛と痛覚変調性疼痛を合併しうる）[11][(2)]」です。ＩＡＳＰの「痛みの定義」では1＝「実際の組織損傷に付随する体験」、3＝「実際の組織損傷に似た体験」、4＝「組織損傷が起こりうる状態に似た体験」に該当する痛みです。わかりにくいので解説しましょう。「痛覚の変調」とは何のことでしょうか？

炎症部位からの信号や神経障害部位からの異常放電が激しかったり長引いたりすると、

脊髄での調整機能に異常をきたします。脊髄の感作（中枢性感作）は本来、生理的なものですが、強すぎる感作により末梢からの侵害感覚信号は時間的・空間的に過剰に増強され脳に伝えられます。神経系の機能的変化を疼痛学では「侵害感覚系の可塑《かそ》性変化（nociplastic change）」と呼んでいます。[12] 病的な中枢性感作は痛覚系の可塑性変化の一種です。病的な中枢性感作のもとでは体組織からの「触れる、押す」など、正常では痛みとしては知覚されない「非侵害刺激」も脊髄で侵害感覚に化けてしまいます。こうした現象を「異痛覚症（アロディニア）」といいます。アロディニアは打撲や捻挫などのふつうの炎症性疼痛でも末梢性感作により発生しますが、中枢性感作が強まるとより強く、広く、長く知覚されます。中枢性感作の激化はしばしば〝アクセルの踏みっぱなし状態〟にたとえられます。中枢性感作の激化は運動器では四肢、特に手足の傷病や神経障害に続発すること

＊11 原文〝Pain that arises from altered nociception despite no clear evidence of actual or threatened tissue damage causing the activation of peripheral nociceptors or evidence for disease or lesion of the somatosensory system causing the pain. Note: Patients can have a combination of nociceptive and nociplastic pain〟

＊12 神経系の可塑性変化はわるいことばかりではない。たとえば記憶は大脳（海馬や大脳皮質）における可塑性変化によると考えられている。

が多く、腰痛や体幹部疾患ではまれです。感作は大脳のシナプスでも発生し、脳を病変部位とする中枢性感作も想定されています〔図2、図3〕。

すでにご説明した通り、脳幹《総務部・危機管理部》は体の恒常性維持機能として侵害感覚の「総合的分析」を行っています。なかでも「下行性疼痛抑制」は脳幹の神経細胞がつくる神経伝達物質が脊髄のシナプスに作用して侵害感覚を抑制する機能です。下行性疼痛抑制も末梢からの侵害信号が強く長引くと機能しなくなってしまい、正常ならば抑えうるべき痛みが続いてしまいます。抑制機能の低下はしばしば〝ブレーキが効かない状態〟にたとえられます。下行性疼痛抑制能低下は痛覚系の可塑性変化ですが、必ずしも運動器などへの侵害刺激後だけに生じるとは限らず、脳幹と脊髄の原発性の機能障害でも生じる可能性があります。脊髄における〝痛みのブレーキ〟にはもうひとつ、〝上行性抑制（局所性抑制）〟があります。痛みを知覚している部分を「さする」「あたためる」あるいは「鍼や電気で刺激する」と痛みが弱くなることが経験的に知られており、さすることにより脊髄で痛みを伝達する神経のシナプスという「門」が閉じるという、「ゲート・コントロール（門制御）」という理論で鎮痛のメカニズムが説明されています。上行性抑制の機能低下という病態はいまのところ知られていません〔図2、図3〕。

病的な中枢性感作ができあがり、下行性疼痛抑制が機能しなくなると、体組織損傷や神経障害がほぼ治癒した後も、痛覚過敏（痛みが強く感じられる現象）とアロディニア（触覚など正常では痛みと感じられない刺激が痛みとして感じられる現象）が続きます。定義３、４に該当する痛みです。こうなると治療は極めて困難になります。発生率は低いのですが、「複合性局所疼痛症候群（ＣＲＰＳ）」という疾患があります。ＣＲＰＳは軽度の外傷たとえば指先の針刺しなどによって、指→手→腕全体と激痛が広がっていく難治性の病気です。ＣＲＰＳは「病的末梢性感作」と「病的中枢性感作」の複合により発生すると推定されています。侵害刺激に対する「過敏反応（アレルギー）」のようなもの、と考えてよいでしょう。

痛覚変調性疼痛は体組織に明らかな異常がなくても、侵害刺激を受けなくても、発生する場合があります。「線維筋痛症」は女性に多い、全身の筋肉に圧痛（圧覚過敏）を伴う激痛が現れる病気です。線維筋痛症はその名の通り、かつては筋に異常なしこりが発生して起きると考えられてきましたが、今では神経系における痛覚変調が原因と考えられています。症状が全身性なので異常は脳に生じていると考えられています。

痛覚変調性疼痛に対しては、「中枢性感作を抑制する薬」と「下行性疼痛抑制を賦活《ふかつ》する薬」が使用されています。いずれも信号強度を「弱める」作用をもちますが、「止める」ことはできないので、抗炎症薬と同じく〝痛み止め〟とはいえません。

【ポイント】

- 痛覚変調性疼痛は脊髄《支社》や脳幹《総務・危機管理部》における《部会議》の機能不全（変調）が原因の痛みです。
- 《事業所の災害》《警報センサーの故障》《通信ケーブルの損傷》はとっくに終わっているか、あるいは最初から異常は起こっていなかった場合もあります。
- 痛みは身体のどこかに現れる（空間定位される）ので、心《社長》はやはり《事業所のトラブル》と思い込みます。

心因性疼痛

「心因性疼痛」とは痛みの主原因が心にある場合です。「心因」という言葉が「精神疾患」と誤解されやすいという理由から、あるいはまた「心因」というと患者さん本人に責任があるような印象を与えてしまうことがあるという理由から、最近の疼痛学では「非器質的疼痛（＝器質的原因が確認できない痛み）」という用語が使われています。しかし心因性という名称の方がわかりやすいので、本書ではこちらを使うことにします。

心因性疼痛でまず明確にしておかなければならないのは、心因性疼痛は「痛みを症状とする精神疾患」[13]とは違うということです。精神疾患の場合は体の痛みはあくまでひとつの症状であって、主症状はいずれも精神症状なのです。

心因性疼痛はＩＡＳＰの痛みの定義３「実際の組織損傷に似た体験」と定義４「組織損傷が起こりうる状態に似た体験」に該当する痛みです。つまり「実際の組織損傷＝器質的原因がない」ことが前提です。けれども「体に器質的異常はない」と確信をもって断言できる患者さんはわずかです。「体に器質的原因は認められるが痛みが不釣り合いに強い」場合や、「器質的原因の検査をひとわたりしたが、まったく異常はないとはまだ断定できない」という状況が多いからです。私は「心因性疼痛」を「心因が痛みの慢性化の主原因となっている場合」と解釈しています。

＊13　気分障害、パーソナリティ障害、広汎性発達障害、解離障害、統合失調症、虚偽性障害、適応障害、不安障害など。いずれも症状として痛みを訴える場合もあるが、主症状はあくまで精神症状であり痛みではない。

心因とは何のことでしょうか？　疼痛科学的には脳に届いた信号はペインマトリックス〔図3〕で処理され、その結果が知覚されたものが痛みである、と1章で説明しました。心因性疼痛に対する疼痛科学的な説明は「ペインマトリックスの機能的異常」です。しかし、脳における具体的な病変部位や機能障害を、現在の技術（画像検査や脳波など）で診断することはできません。ｆＭＲＩはまだ研究段階であって診断に用いることはできません。精神医学的評価により「心理学的な問題点」がはっきりしない場合も少なくありません。

　心因性疼痛のうち疼痛的研究が進んでいるのは、辺縁系が関与する「痛みの情動と記憶」の異常、前頭前野背外側部が関与する「痛みの認知と社会的行動」の異常、体性感覚系が関与する「疼痛部位や身体図式」の異常です。これらの分野の研究の全容を適確にまとめて紹介することは筆者の力不足によりできません。前頭前野背外側部による異常な結論として、痛みに体する恐怖や「自分の痛みは治らず、どんどんわるくなる」など〝破局的〟ものの考え方、過度の抑制行動などが起こることが示されています。疼痛部位や身体図式の異常としては、上肢下肢を切断した患者さんに認められる、失われた腕が痛む「幻《げん》肢《し》痛」という特殊な痛みがあります。幻肢痛は視床や頭頂葉における身体空間の異常が原因ととらえられています。ただし、研究者はペインマトリックスの異常のなかでも感覚系の機能的障害による痛みは、どちらかというと前述の痛覚変調性疼痛に分類することが多いようです。つまり、情動系または認知系の機能的異常が原因と考えられる場合を心因性とする傾向があります。ｆＭＲＩを用いた研究では慢性痛の患者さんで前頭前野、前帯状回などの機能低下ばかりでなく大脳皮質の量的低下も示されています。それが何を意味しているのかよくわかっていませんが、痛みを適確に認知し、適確な社会的行動をとる機能の低下と関連があると考えられています。

ペインマトリックスの機能障害以外が原因の心因性疼痛も考えられますが、疼痛学的研究報告はほとんどありません。

心因性疼痛はさまざまな病因からなる痛みの総称です。そしてそのどの病態に対しても有効性が実証された薬物はまだありません。

【ポイント】

- 「心因性疼痛」は大脳にある、痛みの情動と感覚を処理するペインマトリックス《管理者会議、部長会議》の機能不全が原因と思われる痛みです。

・体組織《事業所》では何の異変も起こっておらず、体組織《事業所》から脳幹《総務・危機管理部》に至るまでまったく正常に機能しているにもかかわらず、脳の《管理者会議》の異常で痛みを知覚していると思われます。

・それでも心《社長》は「《管理者会議》に問題があるはずはない。事業所に何らかのトラブルが発生しているはずだ」と信じて疑いません。

時間経過による痛みの区分

「時間区分」とは、痛みが発生してから現在に至るまでの経過時間によるタイプ分類のことです。

急性痛

急性痛とは「無症状の状態から突然または数時間〜数日を経て発症し悪化した痛み」のことです[14]。腰痛では発症から1カ月以内を「急性期」とし、そのときの痛みを急性腰痛と呼んでいます。なお、外傷は常に急性発症しますが、臨床医学では外傷による痛みを急性痛とは呼びません。

「痛みの病理」としては急性痛の原因は侵害刺激、炎症、神経障害のいずれかに該当します。痛覚変調性疼痛と心因性疼痛が急性発症することはありません。急性痛はいずれも痛みを知覚している体組織に損傷または「一線を越えた病変」が発生したことを示す警報です。神経障害疼痛の場合は痛みを知覚している場所には組織損傷は生じていませんが、神経組織のどこかに異常があることを示しています。

　運動器の急性痛の患者さんに対して、医者はまず客観主義に立脚した原因疾患の検査をします。運動器疾患では命に関わるような病気はまれですが、転移性悪性骨腫瘍、細菌感染症など生命を脅かす病気や、関節炎や末梢神経障害など身体障害に至るものもあるので注意をおこたらないようにしています。しかし、急性痛の診療でも主観主義は必要です。骨折、脱臼、熱傷、手術後など激痛を伴う場合は痛みをやわらげる対策を徹底的にとる必要があります。痛みに対する対応が甘いと痛覚変調性疼痛や心因性疼痛を二次的に引き起こし慢性化の原因となるからです。

＊14　「急性」の元となる英語〝acute〟には「鋭く尖った」という意味もある。

慢性痛

慢性痛とは「急性痛の原因となる疾患が通常は治癒すると見なされる時間がたっても続く痛み」と定義されています。軽度の組織損傷による〝よい〟炎症であれば、痛みは通常は1カ月以内に消失します。腰痛医学では発症から3カ月を超えたときを「慢性期」とし、その時期の痛みを慢性腰痛としています。他の運動器疼痛疾患では時間の定義は定まっていません。慢性痛は長引く炎症（〝きつい〟炎症、〝だめな〟炎症、〝わるい〟炎症）、神経障害、痛覚変調、心因により起こります。疼痛学的には慢性痛はふたつに分けられます。ひとつは客観主義の医療観に基づく慢性痛、もうひとつは主観主義の医療観に基づく慢性痛です。

客観主義の医療観における慢性痛とは、原因疾患が治癒に至らず痛みが長引いている場合です。たとえば、骨髄に細菌が侵入して起きる「骨髄炎」は〝きつい〟炎症を起こし痛みが長引きしばしば慢性化します。中高年患者さんの退行変性を主因とする関節炎や腱炎は加齢による体の劣化（加齢性炎症、〝だめな〟炎症）が原因であり慢性化しやすく、消えた痛みもすぐに再発します。「関節リウマチ」は関節の滑膜に対する自己抗体が起こす〝わるい〟炎症が原因です。このように器質的原因が判明している慢性痛においては、原因疾患そのものに対する治療すなわち原因療法が基本となります。しかし有効な治療方法が確立されていない場合も少なくありません。「客観的」な慢性痛でも主観主義に立脚した「痛みを緩和させるための対症療法」はとても重要です。客観的な慢性痛はＷＨＯの国際疾病分類（ＩＣＤ‐11）では「慢性二次性骨格痛」に該当します。

主観主義の慢性痛とは非器質的な慢性痛のことです。「原因疾患と病変部位が不明」もしくは「かつての原因疾患はすでに治癒している」のに痛みが長引いている場合です。現下の疼痛学、慢性痛医学における主要な研究テーマは非器質的な慢性痛です。非器質的慢性痛はＷＨＯの国際疾病分類（ＩＣＤ‐11）では「慢性一次性疼痛」に該当します。筆者が命名した「主観主義の慢性痛」及び疼痛学が定義している「非器質的慢性痛」、「痛覚変調性疼痛」、「慢性一次性疼痛」の概念は少しずつ異なっていますが、「痛みを知覚している部位の体組織における客観的な原因を重視しない」「痛みの対症療法を重視する」という点では同じものと見なしてよいでしょう。

主観主義の慢性痛の原因は痛覚変調と心因ですが、痛覚変調性疼痛と心因性疼痛では〝主観の程度〟が異なります。痛覚変調性疼痛は「痛みの調整機構」の故障が原因であり、しばしば「客観的所見」を伴います。たとえば感作が過剰となっている患者さんは、「痛覚過敏」「アロディニア」「筋圧痛」などの、「客観的な所見」を示すので病的な中枢性感覚過敏を診断することができます。心因性疼痛は、今のところ「純粋に主観的な痛み」です。〝今のところ〟と書いたのは、痛みの原因となるペインマトリックスの異常を画像検査などで確定診断することができないからです。ｆＭＲＩは臨床応用には至っていません。しかし将来的には心因性疼痛の原因となる脳の病変部位が、画像検査や機能検査で「客観的に」診断できるようになる、かもしれません。

慢性痛はまた痛みの経過パターンにより「持続痛」と「突出痛」に分けられます。持続痛は痛みが一定の強度で続いている場合で、〝安定状態〟にある慢性痛です。持続痛に対しては「最小限の薬による痛みとの共存」を目標とした「疼痛コントロール」が治療目標になります。突出痛は原因疾患が一次的に増悪《ぞうあく》した場合、別の急性痛疾患が発生した場合、心因性疼痛において心の状態が不安定になった場合などに出現します。突出痛に対しては原因となる病態を分析して適切な薬物を処方します。

動きと痛みの関係

運動器の痛みは骨や筋などに一次的原因がある痛みですが、痛みは「動作時」つまり動いているときだけとは限りません。「静止時」にも痛みを知覚する場合もあります。クリニックを受診する患者さんの訴えはたいてい反復性・瞬間的な「動作時痛」ですが、持続性の「静止時痛」の場合もあります。

動作時痛

動作時痛の「痛みの病理」は「炎症性疼痛」です。炎症により末梢性感作が生じており、侵害受容性疼痛が弱い外力で生じます（痛覚過敏）。感作下では正常の関節可動域の範囲の動きや、正常では痛みを知覚しないような筋の伸張や収縮で機械的侵害受容性疼痛が引き起こされ、ビリッとする「電撃痛」が知覚されます。電撃痛は一瞬とはいえ激痛なので、患者さんは痛みを回避するべく関節可動域を意図的に制限したり、力を入れないように行動します（疼痛回避行動）。疼痛回避行動は長引くと痛み以上に患者さんの日常生活の質を低下させてしまいます。

静止時痛

運動器の静止時痛の「痛みの病理」も炎症性疼痛ですが、こちらは機械的侵害受容性疼痛ではなく、炎症により体組織が産生した化学物質が原因となる化学的侵害受容性疼痛であり、オモダルイ、ズキズキする、持続性の痛みが知覚されます。「客観的疼痛疾患」の場合、静止時痛は重篤疾患のサインであることが多いので注意が必要です。変形性膝関節症は加齢性の軟骨劣化が原因であり、軽度の場合は立ったり歩いたりの際の動作時痛だけですが、重症になり関節炎（滑膜炎）や骨髄浮腫《ふしゅ》が伴うようになると静止時痛も現れます。腰痛ではたいてい動作時痛だけですが、横になって寝ているときにも静止時痛がある場合は、感染症、腫瘍、動脈瘤などの重篤な疾患の可能性があります。運動器の神経障害性疼痛では異所性放電は動作時、圧迫時に生じますが、これらの疾患の場合は侵害受容や病変部位である末梢神経からの異所性放電が持続性であるため、ビリビリとした静止時痛が続きます。

一方、「主観的疼痛疾患」である心因性疼痛の患者さんもしばしば静止時痛を訴えます。「いつでも痛い」「動いているときも痛いが、じっとしていても痛い」と訴えます。逆にこうした「訴えの特徴の乏しさ」が器質的病変の不在を示唆しています。ただし、器質的疼痛疾患でも〝きつい〟炎症や神経障害性の痛みでは心因性の患者さんと同じような訴え方になるので、判断は慎重でなければなりません。

組織ごとの痛みの特徴

運動器は骨、軟骨、筋、腱、関節包（関節を包んでいる袋状の被膜）、靱帯から構成されます。さらに、運動器疼痛の診療では末梢神経と脊髄が原因の痛みもこれに含めています。上肢、下肢に起こる静脈炎、閉塞性動脈硬化症など末梢血管（動脈、静脈、リンパ管、リンパ節）の病気も痛みの原因となりますが、末梢血管は整形外科ではなく血管外科で診療しています。

運動器に存在する侵害受容器の種類は「機械的侵害受容器」と「化学的侵害受容器」です。運動器の機械的侵害受容器がとらえるのは、圧迫と伸張による侵害刺激です。化学的侵害受容器がとらえるのは、体組織が産生する酸と炎症性メディエーターです。運動器各組織はそれぞれ特有の侵害受容の様式があります。ここでは外傷と加齢性疾患を例に説明します。

骨と軟骨

骨は表面の「骨膜」とその下の「緻密《ちみつ》骨（皮質骨ともいう）」そして内部の「海綿骨（その周囲の空間は骨髄という）」からなります。侵害受容器は骨膜と海綿骨に存在し、これらの組織への侵害刺激は痛みとして知覚されます。緻密骨には侵害受容器は存在しないので痛みを知覚しません。軟骨にも侵害受容器は存在しないので痛みは知覚しませんが、強い圧迫が加わると軟骨の下にある海綿骨の侵害受容器がそれをとらえるので痛みとして知覚されます。

骨外傷の代表は「骨折」です。強い外力により骨が破損した場合、骨膜と海綿骨の機械的侵害受容器が瞬間的に強烈な機械的侵害受容性信号を発します。しばらくしてから炎症性疼痛が始まり安静時にも持続性のズキズキとした痛みが知覚されます。骨折部を動かすと激しい機械的侵害受容性疼痛、いわゆる「電撃痛」が瞬間的に発生します。骨折の治療の基本は「固定」[15]ですが、固定の目的は骨癒《ゆ》合《ごう》を促進させるためとともに、動作時の機械的侵害受容性疼痛の発生を防ぐためなのです。

骨の退行変性疾患の代表は、骨に含まれるカルシウム量の減少により骨折しやすくなる「骨粗鬆症《こつそしょうしょう》」です。骨粗鬆症の患者さんが骨折したときに体験する「痛みの病理」は、骨粗鬆症のない若い人の骨折と同じく機械的侵害受容性疼痛と炎症性疼痛です。この場合の炎症は組織修復（骨癒合）のための〝よい〟炎症です。一方、骨粗鬆症の患者さんは骨折をしていなくても背部に違和感や軽い痛みを訴える場合もあります。この痛みの病理は加齢性炎症（潜在性炎症）です。組織修復力に劣る〝だめな〟炎症です。基礎研究により骨粗鬆症の加齢性炎症では老化した骨組織がつくる酸が化学的侵害刺激となり、炎症性サイトカイン（細胞から分泌される炎症の調節因子）が末梢性感作を起こします。

筋と腱

筋には二種類あります。運動器に存在する、自分の意思で動かすことができる筋を「骨格筋」といいます。もうひとつは消化管や血管などに存在する「平滑筋《へいかつ》」で、自律神経系がコントロールしており自分の意思では動かせません。骨格筋は筋線維とその束を包む筋膜から成り、侵害受容器は筋膜だけに存在しています。筋肉注射をされても強い痛みを知覚しないのはそのためです。筋線維には筋の長さをとらえる特殊な感覚受容器である「筋紡錘《ぼうすい》」が存在しています。腱は骨格筋の両端にあって骨膜に付着する部分です。筋が収縮すると腱を介して骨が引き寄せられ、筋紡錘から脳へ筋肉の収縮が信号として送られます。

外傷としては、筋・腱は過剰収縮あるいは過剰伸長により損傷されます。スポーツによ

＊15 固定の方法には「外固定」と「内固定」がある。外固定とはギプスやサポーターのことであり、内固定とは手術によりスクリューやプレートで止めることである。

る「肉離れ」や「腱断裂」の発生時に知覚する激痛[16]は機械的侵害刺激による痛みです。その後、安静時も続く痛みは炎症性疼痛です。筋の収縮が過剰に繰り返されると酸素不足に陥った筋がつくり出す乳酸などが化学的侵害刺激となります。この場合は、ダルイ、オモイといった違和感や痛みを知覚します。

加齢性疾患としては筋の「サルコペニア（加齢性筋量減少症）」があります。サルコペニアそれ自体が有痛性なのかどうか、まだよくわかっていません。いまのところ疼痛科学研究により加齢性変化を起こした筋組織がつくる化学物質が侵害刺激となるのではないかと考えられています。

筋・腱は動いているのが正常な状態です。脳卒中により麻痺した筋や、骨折治療の目的でギプス固定をした筋は痛むことが知られており、こうした「不動性筋痛」が注目されています。不動性筋痛のメカニズムはまだ十分に解明されていませんが、動かなくなって固まった組織に外力がかかることにより痛みを知覚したり、二次的に生じる痛覚変調が原因ではないかと考えられています。

関節

関節は骨と骨の接合部分です。関節は「関節包（靱帯）」とその内側の「滑膜」から構成されます。関節の周囲には腱のすべりをよくするための「滑液包《かつえきほう》」、腱による圧迫を緩和する「脂肪パッド」などがあります。これらの組織には機械的侵害受容器と化学的侵害受容器が存在します。

関節の外傷の代表は「捻挫」と「脱臼」です。損傷発生時には関節包の過剰伸張、損傷による機械的侵害受容性疼痛を起こし、その後は炎症性疼痛が持続します。脱臼したままの関節は激しい機械的侵害受容性疼痛が継続し、耐えがたい状態となります。そのため速やかに整復（関節を元の位置にもどす）が必要です。整復後も炎症性疼痛は続きますが、関節包の過伸長による機械的侵害受容性よりはずっと痛みは軽くなります。

関節の加齢性疾患の代表は「変形性関節症」で、膝関節にしばしば起こります。変形性関節症の病理は、加齢により軟骨が薄くなること、関節包や滑膜が弱くなることです。軟骨自体は侵害受容器が存在しないので、病変が軟骨下骨に及ぶとその部位の神経が感作し、荷重による機械的侵害受容性疼痛と炎症性疼痛が知覚されるようになります。変形性関節

＊16　患者さんは「何かにたたかれたような感じ」「バキッと音がした」などと証言する。

症は中高年者に発症する変性疾患であり、ゆっくりと徐々に、ときに急性に発症しますが、痛みは慢性化する傾向があります。痛みが増強する一因として最近では「痛覚変調性疼痛」の関与が示されており、下行性疼痛抑制促進薬が治療に使われています〔図2、図3〕。

関節も筋・腱と同じく、動いているのが正常状態なので、やはり不動化により痛みを感じやすくなります。関節が動かなくなった状態を「拘縮《こうしゅく》」といいますが、拘縮性疼痛の原因もまた神経機能不全の関与も考えられています。

末梢神経と脊髄

末梢神経と脊髄は「圧迫」「伸展」「切断」により損傷されます。末梢神経は体の深い所を走行しており、脊髄は脊椎で厳重に保護されているので、いずれも日常生活レベルのケガでは損傷されず、スポーツ、労働災害、交通事故など「高エネルギー外傷」で損傷されます。神経線維自体には侵害受容器は存在しませんが、外傷発生時に外力が神経線維を刺激すると「異常放電」が起こります。さらに圧迫が続いたり切断された場合には、異常放電が持続します。末梢神経と脊髄には運動器からだけではなく皮膚や内臓からのものも含め「あらゆる種類の感覚伝達線維」が含まれているので、外傷性の神経障害性疼痛は「複合性、持続性の激しい痛み」となります。このため二次的に中枢性感作を起こすことがあり、前にも出てきたCRPSの一種で「CRPS2型」と呼ばれています。そのためしばしば神経ブロックなどの神経伝導遮断処置が必要となります。外傷性神経障害は「高エネルギー外傷」で起こるので一次医療（クリニック）で診ることはまれで、二次医療（病院外来）、三次医療（救急医療）で治療しており、慢性化の頻度も高く、難治性の外傷性疼痛疾患です。

　末梢神経と脊髄の退行変性疾患の代表は絞扼（しめつけること）性・圧迫性の神経障害です。腰椎椎間板ヘルニア、脊柱管狭窄症、手根管《しゅこんかん》症候群など、整形外科で有名な病気が並びます。神経組織は靱帯や脊椎など丈夫な組織で保護されていますが、加齢によりそれらが厚さを増したり歪んだりすると神経組織を挟んだり圧迫したりします。こうした変化は外傷とは正反対で、極めてゆっくりと進行します。神経組織にはある程度まで変形に〝馴染む〟力があるので最初は痛みを知覚しません。たいていシビレ感から始まり、持続します。末梢神経の退行変性疾患としては他に、加齢、喫煙、糖尿病などを原因とする「末梢神経炎」があります。やはり痛みよりも手指や足指のシビレ感が主症状です。

おもな運動器疼痛疾患

私の世代の医者は医学部の最終学年のときに自分が進みたい診療科を決め、卒業と同時に各科の「医局」に「入局」（医局に入ること、医者にとって就職みたいなもの）しました。当時、内科を志望していた友人が、「整形外科ってヘン。関節ごとに専門が分かれている！」と言って笑っていました。あるいは、少なからぬ現役の内科の先生方もそう思っているかもしれません。なぜ、彼は笑ったのか？　内科の場合、専門は「臓器」あるいは「病理」により分かれています。消化器、呼吸器、循環器、泌尿器、内分泌、血液、代謝、腫瘍、感染症、退行変性……。臓器を構成する細胞はまったく別の姿形をしており、まったく異なった機能をもっています。それゆえ疾患も病理それぞれ独自のものとなり、専門の医師と診療科が必要になります。

　では運動器はというと……「基本的構造はみな同じ（！）」です。運動器はどれも細胞レベルではほとんど区別できません。それゆえ病理も共通であり、鎮痛薬など使用する薬物も同じです。にもかかわらず、整形外科はなぜ「部位ごと関節ごと」に専門が分かれているのでしょうか？　それは、運動器は部位ごとに「肉眼的形状」「機能」「組織の構成」が違い、結果として罹患しやすい組織と病理が異なり、また性差や年齢差もあるからです。

そのため、それぞれの関節や部位ごとに特徴ある診療体系が成立しており、症状が重い場合にはその部位のエキスパートである専門医による治療が必要となるためです。

本節では腰痛以外の運動器疾患について概要をご説明いたします。あらゆる病気を解説したいところですが、紙幅の関係で中高年の患者さんに多発する４つの疾患について解説します。

肩関節周囲炎

肩関節周囲炎は「四十肩」「五十肩」ともいい、50歳前後の男女に始まる病気です。肩関節は人体で最もよく動く関節で、機械的構造としてはお椀型の骨が球上の骨を受けるかたちの「球ジョイント」です。股関節もまた球ジョイントですが、肩関節は関節面が浅く、多数の腱が関節周囲に付着することで、高度な可動性を実現しています。腱、滑液包、靱帯などの「肩関節周囲構造」は加齢により劣化していきます。50歳前後になると〝加齢性炎症〟による違和感や軽度の痛みが現れます。やがて腱、滑液包、靱帯に本格的な炎症が発生し浮腫や出血が起こると、本格的な炎症性疼痛が現れます。肩関節は関節可動域が大きいので、動作角度が小さいときには静止時痛（炎症性疼痛）だけで動作時痛は出ません。

静止時痛は夜間に強く知覚される傾向があります。最大可動域に近づくと激しい動作時痛（機械的侵害受容性疼痛）が現れるので、それ以上動かすことはできなくなります。重症になると腱の断裂も起こります。断裂の瞬間は機械的侵害受容性疼痛の激しい痛みを体験しますが、いったん断裂した筋・腱は「緩んで」しまうので動作痛が消えることもあります。

肩関節周囲炎は退行変性を主原因とする〝だめな〟炎症であり、修復力は芳しくありません。発症後は軽快まで数カ月以上かかり、しばしば慢性化し再発性となります。しかし画像所見、理学所見（疼痛部位、診断テスト）により「客観的」な原因は明らかであり、患者さんも病態を理解し納得しやすいので、心因性の慢性化はまれです。つまり、客観的慢性痛疾患であり、ＷＨＯのＩＣＤ-11における慢性二次性筋骨格痛に該当します。

変形性膝関節症

膝関節は腰に次いで訴えの多い部位です。女性に多く、50歳前後になると症状が現れ始めます。膝関節は股関節、足関節ともに体重を支えています。機械的構造としては「蝶《ちょう》番《つがい》ジョイント」で、屈伸だけします。[17] 下肢の「荷重関節」である膝関節では加齢とともに関節軟骨のすり減りが進行し[18]、同時に関節包、滑膜の劣化も起こります。この段階の痛みは軟骨下骨組織の〝加齢性炎症〟による痛みと考えられます。軟骨の菲薄《ひはく》化（やせて薄くなること）が進むと、骨髄に浮腫が発生しＭＲＩに写るようになります。静止時痛の病理は化学的侵害受容性疼痛、荷重や歩行のときに瞬間的に現れる動作時痛の病理は機械的侵害受容性疼痛であり、いずれも本格的な炎症性疼痛です。滑膜炎を併発すると関節液が増加し「関節水腫」を生じます。関節液の量と成分は正常時には侵害性はまったくありませんが、しかし炎症メディエーターを含む「病的関節液」は感作の原因となる可能性があります。事実「水を抜く」だけで痛みは軽快する場合があります[19]。最近は変形性関節症の痛みに痛覚変調性疼痛が関与することがあると考えられています。人工膝関節置換手術を受ければ病的な軟骨と軟骨下骨は除去されるので、理論上は炎症性疼痛は消失するはずなのに術後も痛みが残る患者さんがいます。手術後にも残る膝関節周囲の筋・腱・滑液包など

＊17　屈伸の際にわずかに捻り（回旋）を伴ってはいる。
＊18　軟骨組織は再生しない。加齢とともにすり減り、厚さが薄くなっていく。
＊19　大量の関節液が溜まっている場合には、その圧力（関節内圧）が機械的侵害受容性疼痛を末梢性感作により起こしていると考えられる。

が中枢性感作により過敏になっていたため術後も痛みが続くと考えられます。

変形性膝関節症の「痛みの病理」も加齢による〝だめな〟炎症なので、発症すれば再発率は高く慢性化することもしばしばです。しかし画像検査と理学的検査により客観的原因は明らかであり、やはり心因性の慢性化はまれです。客観的慢性痛疾患であり、慢性二次性筋骨格痛に該当します。

痛風

痛風は30歳以上の中年男性に多く、「メタボリックシンドローム（生活習慣による代謝性疾患）」のひとつとして位置付けられる病気です。「プリン体」をたくさん含む飲食物を多量に摂取すると血液中の尿酸が濃くなります。血管外に漏出した尿酸は尿酸結晶となって関節周囲の「皮下結合組織」に付着し発作性の炎症性疼痛を起こします。炎症部位が皮膚直下の結合組織なので真っ赤に腫れ上がり、炎症の4徴候（熱感、発赤、腫れ、痛み）がみごとに出そろいます。炎症は重度の末梢性感作を伴う〝きつい〟炎症であり、打撲や感染症と同じような状態になります。しかし、たいていは非ステロイド性抗炎症薬がとてもよく効き、症状は数日で軽快します。激痛が長引くことはないので病的感作を併発することもふつうはありません。

痛風は疼痛学的には〝純粋な〟炎症性疼痛であり、炎症がおさまれば痛みも消失します。疼痛学的には〝わかりやすい病態〟といえるでしょう。慢性化した場合は、客観的慢性痛疾患であり慢性二次性筋骨格痛に該当します。

腰部脊柱管狭窄症

腰部脊柱管狭窄症とは60歳以上の男女に起こる病気で、加齢により腰椎の脊柱管（脊髄と馬尾神経が通る管）または椎間孔（神経根が脊柱管から出てくる孔）が狭くなり、馬尾神経（脊髄の下端に当たり、おもに下肢の神経をコントロールする）や神経根が圧迫されて起こる痛みです。痛みは障害された神経根が分布している下肢に知覚されます。障害部位は腰椎ですが腰椎の脊柱管狭窄そのものは加齢性にゆっくりとできたものなので侵害刺激とはなりません。腰部脊柱管狭窄症は「腰椎疾患」ですが、腰痛を伴わないことも多いので次章以降で扱う「腰痛疾患」ではありません。

この場合の「痛みの病理」は神経障害性疼痛です。加齢により脊柱管や椎間孔の組織が肥厚・変形し、神経根を圧迫するようになると神経根に伴走する動脈が圧迫され血流低下が生じます。この血流低下が一線を越すとシビレを知覚するようになり、さらに低下すると障害神経根から「異所性放電」が発生して痛みとして知覚されます。

腰部脊柱管狭窄症の原因は〝後期退行変性〟であり、軽快すなわち「若返る」ことはありません。神経根障害性疼痛は原則として慢性化します。幸いなことに外傷やＣＲＰＳ２型の末梢神経障害とは異なり、脊柱管狭窄による神経障害性疼痛は激烈ではなく、痛覚変調や心因性疼痛を併発して慢性化することはまれです。客観的慢性痛疾患であり、ＩＣＤ-11では「慢性二次性神経障害性疼痛」に該当します。

第5章　腰痛　～その壮大な世界～

前章では「運動器疼痛のしくみ」が不調になったときに起こる「運動器疼痛の病理」についてさまざまな視点から説明し、最後に４つの代表的な疾患について紹介しました。４つの疾患はいずれも、⑴疾患ごとに性別や年齢に特徴がある、⑵器質的な病因が明らかな「客観的な痛み疾患」である、⑶病変部位を診断するための理学検査、診断テスト、画像検査が確立している、⑷患者さんが病態を理解することは難しくない、⑸慢性化する場合はあるが心因性の場合はまれ、という共通点があり、どれもほとんどの運動器疼痛疾患で当てはまります。

それでは、腰痛はこれらの疾患とどこが違うのでしょうか。

腰痛は有訴率（自覚症状を訴える患者さんの割合）が最も高い病気です。男も女も、小学生から１００歳を超える超高齢者まで、誰もが腰痛になる可能性があります。膨大な患者数を有する腰痛は必然的に医療者の数も多く、患者さんと医療者とで壮大な〝腰痛世界〟が形づくられています。腰痛に対しては整形外科学など西洋医学の他に、さまざまな「民間療法」が治療に参入しています。民間療法の治療理論は多様であり、本書のプロローグであげた高野秀行さんの体験のように「名人（?）乱立」の状態となっています。一方、西洋医学の方も多様性では負けてはいません。整形外科、リハビリテーション科（理学療法科）、スポーツ医学、ペインクリニック（麻酔科）、脳神経外科、心療内科、精神神経科の医療者が腰痛の治療に当たっています。医療機関のレベルとしても一次医療（プライマリケア、診療所）から二次医療（病院、専門的治療施設）まで腰痛患者さんを診ています。これほど多彩な医療者の顔ぶれが診療に従事している病気は他には見当たりません。もはや「腰痛医学」は、整形外科学とも疼痛学とも独立した「独自の診療分野」といっても過言ではないでしょう。

なぜ腰痛医学はかくも多様なのか？

さまざまな病態論、診断法、治療方法が乱立し、どれもが「おのが正当性」を主張しています。まさに〝腰痛ジャングル〟です。皆さんも高野さんと同じようにこのジャングルを〝探検〟すれば、さまざまな〝腰痛観〟に出会うでしょう。

本章では腰痛医療がかくも混沌としているわけを、これまで説明してきた「痛みのしくみ」と「痛みの病理」を参照しつつ、解き明かしていきます。最初は、他の運動器に比べての腰部の構造的、機能的な特殊性の解説です。

初めに「腰痛疾患」と「腰椎疾患」の違いをはっきりさせておきます。腰痛疾患とは文字通り「腰部に痛みを知覚する疾患」であり、一義的には主観的疾患です。それに対して

「腰椎疾患」は腰椎（脊柱＝背骨を構成する椎骨のうち腰部にある5つの骨）を病変部位とする客観的疾患です。そして、腰椎疾患では痛みは腰部とは限らず下肢に知覚される場合もあります。つまり腰椎疾患は腰痛疾患とは限りません。前章でご紹介した「脊柱管狭窄症」は、腰椎のなかを通る馬尾神経と神経根を障害し下肢に知覚される神経障害性疼痛を起こしますが、必ずしも腰痛は伴いません。「特発性側弯《そくわん》症」は腰椎の側弯を起こす場合がありますが無痛性です。本章は腰痛疾患についての話であり、これら腰椎疾患については言及しません。

構造と機能の特殊性

脊椎と四肢の違い ～人の脊椎は〝元〟運動器～

脊椎（背骨、複数の椎骨から構成される）をもつ動物を「脊椎動物」といいます。魚類、両生類（カエルなど）、爬虫類（トカゲなど）、鳥類、哺乳類、そして人間は脊椎動物です。魚では脊椎は水中を泳ぐための唯一の運動器です。陸上生活をしているほとんどの脊椎動物には前肢と後肢が生え、それらが主要な移動手段となります。哺乳類までは脊椎も四肢を動かしての移動運動に補助的に使われていますが、後肢（下肢）だけで移動するようになった人間では、脊椎は移動のための運動器としての役割をほぼ失い、かわりに重力に逆らって姿勢を保持したり、横になる⇅座る⇅立つなど「姿勢変換」の機能だけを果たすようになります。さらに、人間では脊椎の運動なしでも姿勢変換は可能です。整形外科の手術に「脊椎固定術」があり、患者さんは脊椎を金属の棒で固定されますが、ふつうに「姿勢変換」は行うことができます。かように人間では移動手段としての脊椎の存在意義は低くなっています。

　すべての脊椎動物において脊椎は「脊髄と馬尾神経」を保護する役割をもっています。頭蓋骨が脳を保護しているのと同じく、外傷に弱い大切な中枢神経を頭蓋骨と脊椎は保護しています。脊椎と頭蓋骨の決定的な違いは、頭蓋骨がその形状を生涯変えないのに対し、脊椎は姿勢と運動によって時々刻々、曲がり、伸び、ひねり、と形状が変化する点です。さらに、加齢とともに少しずつ歪みが大きくなっていきます。脊椎の中央部、脊髄と馬尾神経が通る穴「脊柱管」は30歳頃から早くも加齢性変化としての椎間板（上下に隣り合う椎骨をつなぎ、クッションの役目をする組織）の歪み、すなわち「椎間板ヘルニア」によって小さくなり始め、60歳を過ぎる頃になると骨や靱帯の歪みも加わり本格的に狭くなっていきます。この状態を「脊柱管狭窄《せきちゅうかんきょうさく》」といい、下肢にシビレや痛みなど神経根障害の症状が出た場合を脊柱管狭窄症というわけです。

コシと「腰部構造」の乖離 ～わたしたちは腰のことを知らない～

カタはぐるぐる回すことができ、ヒザは屈伸ができます。私たちは各部を動かすことにより、カタは〝球ジョイント〟、ヒザは〝蝶番《ちょうつがい》ジョイント〟であることが直感的にわかる――つまり「客観的な内部構造」を推定できます。機能的に見れば、主観的な「カタ、ヒザ」と客観的な「肩関節、膝関節」に大きな乖離はありません。[1]

脊椎は複数の「椎骨」と「椎間板」により成り立っています。腰部は、5個の椎骨と椎間板及び骨盤[2]により構成された複合組織です。腰は前屈、後屈、左右屈、回旋（縦軸周りにねじる）などの複雑な動きをします。中央部には脊柱管が貫通しています。主観的には腰椎は太い〝ゴム棒〟のようなイメージではないでしょうか。一方、客観的・解剖学的な腰部の構造を「経験的に」想像したり、発見したりすることは不可能でしょう。ふつうの人は腰部の「客観的な構造」を知りません。私たちが経験的に知っている「主観的なコシ」とは「背中の下の方（英語では腰のことをlow back〈下の方の背〉といいます）にあって、曲げたりひねったりできる部分」です。主観的な身体各部の名称と部位は個人差があることはすでに指摘しましたが、コシの場合はそれが著しく、背中の中央、脇腹、臀部、尾骨部をもコシと呼ぶ人もいます。医者が腰部の構造を知っているのは「医学部で教わったから」です。ある腰痛患者さんは、診察時に「私は第5腰椎が痛いです」と言っていました。もちろん、その患者さんが〝特殊な能力のもち主〟というわけではなく、たぶん前医に「第5腰椎の病気です」と説明されたからでしょう。こうした場合を除き、ほぼすべての人が腰の痛いとき、できることはせいぜい痛みの場所を手で示す程度です。私は長年、腰椎の解剖学的構造を研究してきましたが、いまだに自分の腰痛について「痛みの出所」がさっぱりわかりません。私たちは内臓のことを知らないように、腰部のことを「ほとんど知らない」。でもそれが「当たり前」なのです。

　主観的コシとは「背の下半分で、曲げたりひねったりできるところ」です。腰痛のない人にとって、コシとはほとんどが無意識、無関心の存在です。心《社長》は警報が鳴って

＊1　ヒジとテクビになると、主観的構造と客観的構造にズレがある。皆さんはテクビを内側や外側にひねる動作を手関節の動きだと考えていないだろうか。実は、こうした「回旋運動」は肘関節（詳しくは橈尺《とうしゃく》関節）の動きなのである！　詳しく知りたい方は解剖書を見ていただきたい。

＊2　より正確には仙骨と腸骨、そして仙腸関節が腰部に含まれる。

初めて腰《事業部》の存在を知るわけです。一生に一度も腰痛を体験したことがない人は極めて少ないと思いますが、そうした幸運な人はあるいは一度も「コシに気づかない」ままかもしれません。「主観的なコシ」と「客観的な腰部構造」の著しい乖離。専門家の間でほとんど注目されていない観点ですが、私はこれこそ腰痛が慢性化しやすい一因であるとにらんでいます。

肩、膝、手、指、足、足指は体表から浅い部分に存在するので、自分の手で触れることができます（〝自己触診〟ができます）。病変部位も痛みを知覚する場所に対応しています。たとえば肩関節の前方部分にある上腕二頭筋腱の障害は、痛みもカタの前方に知覚されます。膝の内側半月板を損傷した場合は痛みはヒザの内側に知覚されます。つまり、痛みの知覚部位から病変部位を推定することが可能なのです。これらの関節の「動き」を私たちは目で見ることもできます（〝自己視診〟ができます）。そのため動きと動作時痛の関連から、損傷している体組織の場所を推定することができるのです。こうして肩、膝では理学的所見、診断テストが診断に役立ちます。

腰部は多数の関節からなる構造であり、それらの総合的運動が屈伸、左右屈、回旋という複雑な動きを実現しています。上下隣接する椎体（椎骨の前方）の間には1個の「椎間板」と左右2個ずつの「椎間関節」が存在するので、5個の椎体からなる腰部全体では15個もの関節があります。それに加えて腰椎の上にある胸椎部の関節、脊椎の下端と骨盤をつなぐ仙腸関節などが加わり20個近い関節と、それをとりまく筋群が腰部の複雑な動きをつくっています。個々の関節の動きは独立したものですが、全体として「調和のとれた」運動ができるように、「自動的・無意識的に」コントロールされています。

腰痛の空間弁別能 ～コシがとらえにくい理由～

私が大学の研究室で行った基礎研究は「腰椎の感覚神経の立体構造」に関するものです[1]。その結果わかったことは、(1)腰椎は別々に知覚し分けることはできず、全体としてほぼひとまとめに知覚されている、(2)椎間板と椎間関節を知覚し分けるのも困難、(3)脊柱管内部は内臓と同じく自律神経系が支配的、ということでした。私たちは自分自身で「第5腰椎が痛い」とは絶対にわからないようにつくられているのです。そもそも「主観的・経験的」には腰椎が何個あるのかも知り得ません。椎間板は脊椎の前の方、椎間関節は脊柱管を挟んで後ろの方にそれぞれ位置していますが、私の研究では椎間板も椎間関節もいずれも背部に知覚されることが明らかになりました。つまり両者は「主観的には区別できない」ことがわかりました。[3]

脊柱管も加齢性の形態変化を生じ、脊髄や馬尾神経が影響を受けます。脊柱管は整形外科では最も注目されている「腰痛の病変部位」です。しかしこの脊柱管内部こそが最も主観的には知覚しにくい場所なのです。動物実験の結果から脊柱管内部の1点への侵害刺激は、腰部全体の痛みとして知覚されることがわかりました。このように腰痛疾患では主観的な「痛みの知覚部位」という理学検査（医者が患者さんを診て、触れて行う検査）所見から客観的な「病変部位」を推定することは著しく困難なのです。

肩や膝では動きによる「診断テスト」で病変部位を推定することができます。腰痛でもいくつかの診断テストが考案されていますが、いずれも「特異性が低い」、すなわちテストが陽性だからといって本当にそのテストが示唆している場所が病変部位かどうか定かではないことが多いのです。たとえば「前後屈テスト」という有名な診断テストがあります。「腰椎を前屈して痛ければ椎間板が、後屈して痛ければ椎間関節が、それぞれ病変部位である」というテストですが、異論もあり信頼性は高いとはいえません。

情動との深い関係 ～慢性化の理由？～

脊柱管は脊椎を縦方向に貫通しているトンネルで、その内部に脊髄と馬尾神経が収められており、頭蓋骨とともに大切な中枢神経を保護しています。中枢神経は衝撃に弱いのはもちろん、温度異常、血流量低下、酸素低下などにより容易にダメージを受けます。外部環境の変化に対して身体内部環境を一定に保つ機能を恒常性維持（ホメオスタシス）といいますが、脳と脊髄は最も厳密に恒常性が維持管理されています。恒常性を維持するための神経システムが自律神経系であり、それを担当する《部》が脳幹や視床下部であることは1章で解説しました。自律神経系の末梢神経のひとつが交感神経です。脊柱管内部は交感神経性の神経線維によりその恒常性が保たれています。いわば、同じ腰部でも〝別世界〟なのです。

自律神経系のコントロール下にある心臓、肺、腸管、内臓は情動との関連が高いことが知られています。私は脊柱管内部を病変部位とする腰痛もまた恒常性や情動との関連が高く、そのことが腰痛が慢性化しやすい一因となっているのではないかと推測しています

＊3　厳密に痛みの知覚部位を調べれば、〝傾向として〟椎間関節の痛みの方が、椎間板の痛みよりもより背側に知覚されやすい。しかし両者の差はほとんどなく、痛みを知覚している部位から病変部位を区別することは極めて難しい。

〔図3〕。そしてこの仮説の証明のための臨床研究に着手したところです。

腰痛の病因論 ～さまざまな「腰痛のとらえ方」～

腰痛は運動器疼痛疾患です。「痛みの病理」は疼痛科学が明らかにした炎症性（機械的侵害受容性と化学的侵害受容性）、神経障害性、痛覚変調性、心因性のいずれかに該当します。しかし西洋医学から民間療法に至るさまざまな治療体系は、特定の「痛みの病理」だけに一致するわけではなく、いくつかを組み合わせた複合的なものです。

病気の原因や機序を説明する理論を病因論といいます。腰痛に対してはいくつかの病因論がありますが、4つに大別できます[2]。「局在論」「運動器機能不全論」「痛覚変調論」「心因論」です。本節ではそれぞれの病因論が「痛みの病理」をどのように包含するのか、またどういった点が「痛みの病理」と合わないのか、説明します。

局在論 ～基本となる病因論～

局在論は「痛みの原因が腰部のどこかに存在している」という考え方です。局在論は腰痛に対する最も〝率直な理論〟です。誰でもコシが痛ければ、腰部のどこかに異常があるはずだと考えるでしょう。患者さんは主観的な「コシの痛み」に対する客観的な「腰部の異常とその治療」を求めて病院を訪れます。医者もまた、理学所見、診断テスト、画像検査、生理検査、血液検査を駆使して、病変部位を見つけようとします。

局在論で根幹となる「痛みの病理」は炎症性疼痛と神経障害性疼痛です。体組織損傷が起こった部位には炎症が起こります。しかし、腰痛では先述の炎症4徴候のうち熱感、腫れ、発赤の3徴候は現れません。病変部位が体深部にあるため3徴候を手で触れ目で見ることができないこと、そして炎症が限られた範囲に起こるからです。変形性膝関節症では炎症を起こした領域は範囲が広いのでＭＲＩで写すことができますが、腰痛では狭く困難です。関節炎では血液検査で「炎症反応（ＣＲＰ反応）」というものが陽性になりますが、腰痛ではたいていは陰性となります。

局在論では病変部位に「～性腰痛」をつけて「診断名」とします。可能性のある病変部位は、椎間板、椎間関節、仙腸関節、筋、神経根、馬尾などなので、診断名は「椎間板性腰痛」「仙腸関節性腰痛」といった具合です。こうした局在論の診断の〝確信度〟、すなわち「その部位が侵害受容をしていて、かつ、唯一の侵害受容の部位か」はケースバイケースです。診断名とした場所が唯一の病変部位であれば、確信度は最も高くなりますが、他にも侵害受容をしている場所がある場合は、痛みの原因となる病変部位のひとつということになります。それゆえ「椎間板性60％、椎間関節性30％、神経根性10％」などという〝分析的な精密診断〟も考えられるのですが、ふつうはそこまで詳しい検査をすることも、そのような長い診断名を付けることもしません。

局在診断（病変部位を診断すること）の精度を高めるには画像所見をいくら詳しく読影してもだめなので、「ブロック検査」を行う必要があります。病変部位と目星をつけた場所に「局所麻酔薬」を注射して痛みが消えるかどうか確認するのです。しかし、ブロック検査は患者さんにとっても医師にとっても身体的・精神的に負担となる検査です。クリニックなどプライマリケアレベルで診ている急性腰痛の多くは短期間に自然治癒（自己完結）しますし、慢性腰痛も特に高齢者の場合は鎮痛薬と理学療法で痛みがコントロールできるので、どちらの場合もふつうは病変部位の「徹底探求」は不要です。「厳密な局在診断」が必要になるのは手術を計画する場合に限ります。局在論の診断名は「あいまいさ」を含んでいますが、それが治療上は大きな問題になることは少ないのです。この問題はこの後に「非特異的腰痛」のところで再度詳しく説明します。

局在論は腰痛を器質的異常と見なして治療を行っている治療者において、最も支持されている病因論です。整形外科学、脊椎外科学、リハビリテーション医学、理学療法学、スポーツ医学、ペインクリニック、東洋医学、民間療法における主要な腰痛病因論といえるでしょう。

運動器機能不全論 ～もうひとつの主要な病因論～

腰部運動器の静的な「形状・姿勢」の異常、動的な「動き」の異常が痛みの原因であるとする理論を、私は「運動器機能不全論」と総称しています（疼痛学、腰痛医学では使われていない私独自の用語です）。具体的には「腰椎が曲がっている」「骨盤が傾いている」「筋力が弱い」「筋が硬い」「座り方がわるい」「歩行がおかしい」などが腰痛の原因だとする理論です。

運動器機能不全論には疼痛科学と照らし合わせたとき、ひとつの〝問題点〟があります。それは「運動器の形態的、機能的な異常それ自体は侵害刺激になりうるのか、それらはどの侵害受容器を刺激しているのか」という問題です。疼痛科学が解明した侵害刺激と侵害受容器は今のところ1章で説明してきたものがすべてです。運動器に見出された侵害受容器は機械的侵害受容器と化学的侵害受容器だけです。

「形状・姿勢・動き」の異常は侵害刺激になりうるのか？　1章の「痛みの生理」では非常にゆっくりした形態変化は感覚刺激とはなりえないことを示しました。それによれば、左右不均等、脚長差、骨盤の傾き、腰椎側弯などの「姿勢異常」それ自体は、機械的侵害刺激とはならないはずです。「異常な運動」も侵害刺激とはなりえない。ならば「形状、姿勢、運動の異常」をとらえる未知なる侵害受容器が存在するのか？　今のところ、そのようなものは確認されていません。事実、健康な人が「わるい姿勢」や、「おかしな動き」を真似しても腰痛は感じません。腰部に形状・姿勢・運動の異常を認めても腰痛のない人はたくさんいます。むしろ無症状の人の方が多い。運動器の形態異常、機能異常は痛みと「相関」するかもしれませんが、「因果関係」は明らかではないのです。

運動器機能不全性腰痛を「痛みの病理」と結びつける考え方のひとつは、「形状・姿勢・運動の異常」が腰部運動器の一点に「機械的なストレス」を与え続けた結果、炎症が生じ炎症性疼痛として知覚されるという考え方です。そのような病態は局在論に含まれることになり、「形状・姿勢・運動の異常」は「内因性炎症の発生原因」ということになります。そして、運動器機能不全を是正することは原因療法と位置付けられます。運動器不全論に立つ治療者（リハビリテーション医学、理学療法、脊椎外科、民間療法）では、そのように考えている医療者が多いようです。
「痛みの病理」と結びつけるもうひとつの考え方は、運動器機能不全によって末梢性、中枢性に感作《かんさ》が生じ、「痛みを知覚しやすくなる」というものです。4章では、そうした「生理的には侵害刺激とはならない感覚刺激」も末梢性感作、中枢性感作の状態では「痛覚過敏」や「アロディニア（異痛症）」といって、侵害感覚に化けることを指摘しました。疼痛科学の研究により骨粗鬆症、サルコペニア、そしてギブスなど外固定による筋の不動化により、筋・腱や関節が痛覚過敏になること、そのメカニズムとして末梢性と中枢性の感作が関与していることが報告されています。

その他、運動器機能不全性の腰痛については、現在知られている「痛みの生理・病理」とはまったく別の、未知なる侵害受容のしくみがあるのかもしれません。

運動器機能不全では、認められた形態異常、機能的異常を病名とします。「変性側弯」「椎間関節捻挫」「骨盤傾斜」などです。

運動器機能不全論は局在論と並んで、腰痛医学では広く認知されている病因論です。脊椎外科学、理学療法学、スポーツ医学、民間療法など、「姿勢と運動の是正」を主たる治療の手段と目標とする分野では中核的な病因論です。皆さんも日常的にそうした説明を見聞きすることが多いと思います。

痛覚変調論 ～難治性腰痛の病因論～

4章で取り上げた「痛覚変調性疼痛」は〝きつい炎症〟や神経障害性疼痛に続発しますが、CRPSなどまれには軽度の炎症により起こることもあります。脊髄や脳が可塑《かそ》性変化を起こした結果、痛みが増強されて知覚されます（痛みの〝アクセルの踏みっぱなし状態〟）。また、持続する痛みのために下行性疼痛抑制が弱くなります（痛みの〝ブレーキが効かない状態〟）。

腰痛の場合、〝きつい炎症〟、重度の神経根障害、脊髄障害が原因となる場合は多くはありません。痛覚変調性疼痛では痛みの知覚部位に、皮膚痛覚過敏、アロディニア（異痛覚症）、圧痛、関節可動域制限などの徴候が現れますが腰痛ではまれです。重度の外傷、腰椎手術後、感染症などで痛覚変調の徴候が出現しますが、腰痛全体から見ると一部であり、クリニックの一次医療レベルで遭遇することはまれです。

痛覚変調性疼痛は比較的新しい腰痛の病因論ですが、診断がついたとしてもそのような診断名を付けることは行われていません。たとえば〝痛覚変調性腰痛〟〝中枢性感作性腰痛〟〝下行性疼痛抑制低下性腰痛〟のような診断名は付けていません。医者からそのような病名を伝えられることもないでしょう。

痛覚変調性疼痛は「強い痛み」「持続性の慢性腰痛」の患者さんを診ている診療科で重視される病因論です。整形外科、リハビリテーション医学、ペインクリニック科（麻酔科）が該当します。特にペインクリニック科は末梢性・中枢性の感作や下行性疼痛抑制機能低下の基礎的研究を行ってきたこと、がん性疼痛、救急医療、手術後疼痛、ＣＲＰＳなど〝激痛疾患〟を主たる治療対象としていることから、重視している病因論です。

痛覚変調性疼痛は慢性痛医学においても重視される病因論です。非器質的慢性腰痛のうち、脳のペインマトリックスにおける中枢性感作などの機能異常が慢性化のひとつの原因と診断できる場合です。ＩＣＤ-11分類では「慢性一次性疼痛」に含まれます。

心因論 ～心が原因？～

私が医者になったのは昭和時代末期ですが、今と同じく大学病院の「腰痛外来」には多くの慢性腰痛の患者さんが訪れていました。いくつもの病院を回ったが原因がわからず、手術を何度も受けたが治らない、腰痛のために仕事ができない、といったさまざまな〝難治性〟の慢性腰痛の患者さんが「腰痛外来」や「教授外来」に紹介されて訪れていました。残念ながら、当時の整形外科における「痛みの理解」は現在よりもはるかに遅れていました。使える薬物も「非ステロイド性抗炎症薬」と「抗不安薬」くらいしかありませんでした。整形外科医が「明らかに精神的に問題がある」と判断した患者さんには、当時も精神神経科への受診を促していました。しかし「痛みの生理と病理」がほとんどわかっていなかったので、整形外科医が〝精神的腰痛〟と判断しても（そのような印象をいだいても）、その根拠を示すことは難しく、患者さん側の理解も「腰痛＝腰の病気」一辺倒だったので、精神神経科への受診を拒否する方は珍しくありませんでした（今でもその傾向は続いています）。その一方で整形外科医が「精神的問題は軽い」と判断した患者さんは、徹底的に器質的原因の再検査を行い、少しでも怪しい場所が見つかれば再手術、再々手術を繰り返していました。結果はご想像の通りで、芳しいものではありませんでした。「多数回腰痛手術（ＭＯＢ：multiply operated back）」が、ひとつの「病名」になっていたほどです（今でも使われることはある）。今から見れば「そんなに何度も手術しても痛みがとれないなら、原因は腰にはないのではないかと考えなかったのか？」と、皆さんは思うかもしれません。

　慢性腰痛が「心の問題」として続いている可能性があることは、20世紀後半でも認知されていました。しかし腰痛の「専門」を標榜する整形外科において、そのことが本格的に議論されるようになったのは21世紀になってからです。背景として疼痛学と疼痛科学の流入、神経障害性疼痛の治療薬、痛覚変調性疼痛の治療薬、オピオイド薬の健康保険適用による一般化などがあります。時期を同じくして、それまではおもに心療内科だけが対応していた心因性慢性腰痛をペインクリニック科や精神神経科でも診療するようになりました。

心因性の慢性腰痛は、今では整形外科、リハビリテーション医学、理学療法学、ペインクリニック、心療内科、精神神経科と多彩な診療科で治療が行われています。ただし、それぞれの診療科・医師が「得意とする、専門とする」慢性腰痛の病理によって、患者さんの臨床像はかなり異なっています。心因論は「腰部体組織」と「痛みの伝達調整機構」が正常であることが前提です。痛みの病理でいえば、4章でご説明したように、侵害受容性、炎症性、神経障害性、痛覚変調性の痛みでは「ない」ことが明らかでなければなりません。慢性腰痛の患者さんを精神神経科に紹介をするときも、精神神経科の先生から「器質的異常がない」ことを付記しなければならない場合もあります[4]。

＊4　器質的異常が明らかにあっても、痛みの慢性化の原因として心因が強く疑われる場合には、精神神経科で診てもらうことは可能である。

心因性慢性腰痛もまた、心因性の痛みのひとつとして脳のペインマトリックスにおける何らかの異常が原因であろうと考えられます。しかし「心因」の内容は実に多様です。情動、記憶、知覚、認知、行動（疼痛行動）、言動そして家庭生活、社会生活、仕事、宗教活動、人間関係などさまざまな要因が考えられ、それらをあまねく分析して総合的な診断をしなければなりません。疼痛科学はペインマトリックスの可塑的変化が原因のひとつであることを示唆していますが、実際の患者さんにおいてｆＭＲＩや脳波など客観的な検査で確認することはできません。痛みの心理社会的要因を分析するために開発された「痛みの質問票」というものがあります（６章で説明します）。「痛みの質問票」は整形外科医でも使えて簡便ですが「参考程度」です。

心因性慢性腰痛は精神科医、心療内科医、臨床心理士など「心の病気のプロ」による心理学的、精神医学的な分析が唯一の診断方法です。最近では心因性慢性腰痛の治療に関心が高い整形外科医、リハビリテーション医、ペインクリニック医のなかには、精神医学を再勉強して診療に当たっている先生もいます。

本書では一般の方々に向けて「痛みの生理と病理」を説明してきました。再度繰り返す重要なポイント、それは「痛みとは体で受容して、心で体験したもの」です。この「真理」がふつうの人々に広まれば、心因性慢性腰痛の診療はよりスムーズにいくようになるでしょう。

「心因」は慢性腰痛ばかりではなく、急性腰痛の診療においても抑えておかねばならない観点です。突然発症し、激しい動作時痛を伴う「ぎっくり腰」の患者さんはしばしば救急車で搬送されてきます。救急外来での患者さんは痛みのために「泣き叫ぶ」人もいます。その様子を見ていると「心の病」に見えてしまうほどです。しかし、ほとんどの「激痛ぎっくり腰」の患者さんは病状の説明を受け、入院または自宅療養をとれば数日で激痛は去っていくので、初診時に見られたような「興奮」は去り、「ふつうの人」に戻ります。腰痛に対する質問票として「日本整形外科学会腰痛評価質問票（ＪＯＡＰＢＥＱ）」というものがあります（6章で説明します）。ふつうの急性腰痛の患者さんでも、初診時のＪＯＡＰＢＥＱの「心理」の点数は慢性腰痛の患者さんよりも低いという結果となっています。

一方で、器質的原因が重度で激痛が長引く場合もあり、そのような患者さんの激痛を通常の「痛み治療」で対応していると、痛覚変調性疼痛さらには心因性疼痛を併発する恐れがあります。そのためにも腰痛も診る医療者は、急性腰痛の診療においても「心の状態」

を診ることを忘れてはならないのです。

〝非特異的腰痛〟をめぐる話題 〜腰痛の85%は原因不明!?〜

近年、腰痛診断の新たなカテゴリーとして「非特異的腰痛」という言葉が散見されるようになりました。字面だけ見ると何だかよくわかりませんが、「非特異的」とはわかりやすく言えば「痛みの原因が特定できない」という意味です。20世紀までは「腰痛症」と呼ばれていました。ここまで説明してきた「痛みの病理」の用語を用いれば、「局在論において病変部位が不明もしくは特定できない腰痛」「運動器機能不全論において腰部運動器の形態的・機能的な異常が明らかではない腰痛」「器質的原因が完全に否定できる、痛覚変調性あるいは心因性の腰痛」に該当します。

非特異的腰痛という用語が欧米の腰痛医学で使われるようになったのは１９９０年頃からですが、わが国の整形外科で使われ始めたのは２０１０年前後からです。ところで、欧米とわが国の「腰痛医療」には大きな違いがあります。欧米では腰痛はまず「家庭医（プライマリケア医）」が診ます。そして家庭医が、より専門的な治療が必要と判断した場合に限り、病院の整形外科医に紹介するというシステムです。欧米のクリニックにはＭＲＩはもちろんX線も備えていない施設も多いのです。そのため目の前の腰痛患者さんが「自然軽快するか、家庭医が診ていてよいか、専門医の診察が必要か、そして一刻を争うような深刻な事態か」のいずれかであるかを見分けなければなりません。そのために家庭医を対象とした「腰痛診療ガイドライン」が早くから発達し、確立されたのが「特異的腰痛／非特異的腰痛」の概念であり、もうひとつが「トリアージ（3分類）」診療です。

　トリアージは戦場や災害現場で治療の優先順位をつけることで、相次ぐ大震災や新型コロナウイルス感染症で一般の方にも知られるようになりました。欧米の腰痛ガイドラインでは「青信号（グリーン・ライト）」「黄色旗（イエロー・フラッグ）」「赤色旗（レッド・フラッグ）」の3つが示されています。「グリーン・ライトの腰痛」とは、短期間で自然に治癒する急性腰痛のことです。自然軽快するので病変部位の検査は不要とされます。X線、MRIも「局在診断には役立たず、医療コストを高めるだけであり、不要」と欧米のガイドラインは断じています。つまりグリーン・ライト急性腰痛は「原因を特定しなくていい腰痛」であり、必然的に非特異的腰痛に分類されることになります。グリーン・ライト急性腰痛の患者さんの治療は「安静をとらせず、発症前の活動性をそのまま維持させること」とされています。当院の研究でも急性腰痛の患者さんの75％は自然軽快していました。

「イエロー・フラッグ腰痛」は、いくつかのタイプを含んでいます。治療開始後も痛みが軽減しない急性腰痛、〝きつい〟炎症が原因の腰痛、子宮・卵巣など腰部運動器以外の病変部位が疑われる腰痛、痛覚変調性または心因性が疑われる腰痛です。欧米のガイドラインはイエロー・フラッグ腰痛に対して、専門的な精査が必要であり上級専門医へ紹介すべきとしています。原因となる病変部位や機能障害の診断がついていないうちは、イエロー・フラッグ腰痛は非特異的腰痛に分類されます。残る「レッド・フラッグ腰痛」は、深刻な原因疾患による腰痛のことで、椎体骨折などの外傷、細菌感染症、がんの骨転移、重度の神経障害（排尿障害や下肢の麻痺）の合併例、などです。つまりいずれも「客観的医療観」の治療が必要な腰痛であり、疾患によっては緊急対応が求められます。欧米のガイドラインは速やかに専門医に送るべし、としています。レッド・フラッグ腰痛は、原疾患が「疑われた時点」で特異的腰痛に分類されます。

　日本に比べ、専門医との棲み分けが明確な欧米の家庭医が腰痛患者さんを診る際に、「非特異的腰痛」はとても便利な概念であり、ガイドラインはありがたい指針です。「急性非特異的腰痛」は大部分の自然治癒するタイプでは検査も安静も不要、「亜急性（急激ではないが徐々に進行する）化した急性腰痛と慢性非特異的腰痛」はひとわたり理学的検査をしたうえで、原因不明でも自分で診られるならば診療を続け、不可能ならば専門医に紹介せよ、と指南しているのです。この基準にしたがえば、腰痛全体のおよそ85％は確かに非特異的腰痛に分類されるでしょう。しかし、10年ほど前にわが国で「腰痛の85％は非特異的腰痛」という話題が紹介されたとき、「整形外科医が調べても85％の腰痛は原因がわからない、診断できない」と〝解釈〟されてしまいました。これは明らかに誤解です。「原因がわからない」のではなく「原因を突き止めなくても治療はできる」が正しいのです。風邪にたとえてみましょう。新型コロナウイルス感染症のせいでたとえにくくなってしまいましたが、風邪のほとんどは自然治癒するので、「原因ウイルスの同定」などしなくても「風邪＝非特異的上気道炎」として対応していてまったく問題はありません。原因ウイルスを明らかにして、「～ウイルス感染症による上気道炎」と診断しなければならないのは、肺炎など重症化した場合だけです（だけでした）。腰痛も同じであり非特異的腰痛という〝判断〟で治療を行っていても、何ら問題はないのです。腰痛医学の中心には非特異的腰痛という「巨大なブラックホール」が空いていますが、臨床的に見れば決して「深刻な事態」ではないのです。

とはいえ、主観的なコシの痛みに対する客観的「原因」の説明を求めて医者を訪れる患者さんもいます。[5] 慢性腰痛に限らず、急性腰痛でもそのような患者さんがおられます。そうした患者さんの「医師への希望」には応えねばなりません。欧米のガイドラインは前述のように「急性腰痛に対する画像検査は無価値で不要」と断じていますが、そう決めてしまっていてはそうした患者さんの「希望」に応えることはできません。幸い、わが国では腰痛を初診段階から整形外科医が診ており、Ｘ線だけでなくＭＲＩも診療所（プライマリケア）で健康保険で行うことができます。危ない「レッド・フラッグ腰痛」発見だけでなく、おおよその病変部位と重篤度が把握できるのです。画像検査は腰痛患者さん全員に「しなければならない検査」ではありませんが、希望者には「する価値がある検査」なのです。ただし、検査結果に対して「原因は不明です」という〝正直すぎる回答〟は最悪です。非特異的腰痛という〝正しい診断〟は、患者さんに伝える価値はありません。画像検査、理学検査をきちんと行う。さらには自分でできるならば心理的分析も行う。そして、その結果をていねいにお伝えし、それぞれの患者さんのコシの状態を理解していただき、円滑な治療につなげていく。検査はそのためにも行うのです。

　慢性痛医学領域では「非特異的腰痛」は「器質的原因がない慢性腰痛」と同義で用いられています。慢性痛医学では「腰痛＝非特異的慢性腰痛」です。ＩＣＤ‐11分類でも非特異的慢性腰痛は「慢性一次性疼痛」に分類されており、「腰部を原因としない腰痛」とされています。

ここまでは、大部分の腰痛は非特異的腰痛として診療をしていて問題ない、という話をしました。しかし徹底的に局在診断と機能的診断を絞り込み「診断の特異性」を高めなければならない場合もあります。「局所療法」を行う場合、手術を行う場合、レッド・フラッグ腰痛の診断をする場合です。こうした客観主義の医療においては、腰痛を器質的原因不明のままにしておくわけにはいきません。

最近、痛みの専門家に注目されているのは〝別の原因の腰痛〟です。「イエロー・フラッグ」「レッド・フラッグ」で特異的腰痛と診断が確定した患者さんで、よく調べたら「別の病気」が腰痛の原因だった、ということがあるのです。腰部は多数の骨筋関節から成る複合構造です。それゆえ、痛みの原因となる侵害受容の部位は1箇所とは限りません。さらに局在論の病変部位に運動器の機能不全が併発していることもありえます。

「がんサーバイバー（生存者）」の腰痛も着目されています。転移性の脊椎腫瘍と診断さ

＊5　逆に「痛みがとれればいい。原因はどうでもいい」と、〝割り切った〟患者さんもたくさんいる。

れた患者さんが「コシの痛み」を訴えると、医者は痛みの原因は腫瘍と考えオピオイドを投与します。ところが、あまり効かないことがある。しかし、筋や仙腸関節などに麻酔薬を注射すると痛みが消えてしまう。そのような事例が報告されています。そうした患者さんは「レッド・フラッグ腰痛」の診断は正しくても、〝今の腰痛〟の原因は「別の、ふつうの腰痛」かもしれないのです。同じことは心因性腰痛と診断が確定した患者さんについても当てはまります。心因性慢性腰痛の患者さんでも、ときとして「突出痛」を体験することがあります。突出痛もまた「心の発作」の可能性がありますが、腰部に新たな器質的な異変が起こっている可能性は否定できません。

　腰痛患者さんを診るとき、私たち医療者は「すでに確定した診断」にとらわれず、常に〝新鮮な態度〟で患者さんの訴えに耳を傾けなければならないのです。

第6章　腰痛の検査 ～何を探ろうとしているのか?～

腰痛で病院に行くと、問診、診察、検査を受けることになります。本章では医者がこれらの情報から何を知ろうとしているのか、それらの診断的意義はどの程度のものなのか、お話しします。そして、医者ごと、治療者ごとに重視する検査が違うのはなぜかその理由を説明いたします。

問診 ～患者さんの主観の把握～

痛みが、どこに、いつから、どのように始まり、今日までの経過はどうだったか？ 既往歴、基礎疾患はあるか？ 生活状況は？ 治療歴があるならば、どんな診断のもと、どのような治療を受け、その効果はどうだったか？ こうした事柄がたずねられます。これらの質問により医者は何を知ろうとしているのでしょうか？

「どこが痛い？」

最も基本的かつ重要な情報です。3章で述べたように、患者さんは自分の「主観的身体」の言葉で症状を説明します。医者はそれを「客観的身体」の言葉、つまり解剖学用語に解釈して分析します。患者さんが言うコシが、実は脇腹だったり臀部のことだったりします。誤解による間違い[1]を起こさないためには、患者さんに指で痛みの場所を示してもらうのが確実です。

「いつから？」

急性痛／慢性痛の区別、慢性痛の場合は持続痛／突出痛を区別するためです。

「どのように？」

急性痛／慢性痛の区別、外傷性／疾患性を区別します。高齢者は軽い外力で腰椎を骨折することもあるので注意するようにしています。

「初診までの経過は？」

痛みの経過を把握することにより原因をある程度推定できます。急速に悪化した急性痛は、炎症性疼痛、神経障害性疼痛、レッド・フラッグ腰痛が疑われます。発症後むしろ痛

＊1　これは意外と起こる。患者さんがコシが痛いというので確認もせずに腰椎のX線写真を撮ったら実際は臀部の痛みだった、などなど。

みが軽快に向かっている場合は軽度の〝よい〟炎症による痛みの可能性が高く、痛みは自然消失[2]する「グリーン・ライト型急性腰痛」と予想できます。

「既往歴は？」

過去にかかった病気や受けたケガのことです。以前に大きな病気やケガをしたことがある場合、痛みは炎症の再発の可能性があります。まれですが、過去に体験した「痛みの記憶」が戻って（フラッシュバックして）再発した痛みの可能性も考えられます。

「基礎疾患は？」

高血圧、心疾患、糖尿病、高脂血症などが腰痛の直接の原因となることはほとんどありません。しかし基礎疾患をもつ中高年の患者さんでは、〝だめな〟炎症（4章で説明しました）や病変部位への血流低下などが痛みが長引く一因となることがあり、把握しておく必要があります。

「生活状況は？」

家庭生活と仕事内容が問われます。運動器機能不全論では姿勢と運動の習慣、活動性、スポーツの状況を重視します。患者さんがしばしば自発的に〝告白〟するのは「運動不足」です。しかし運動不足は急性腰痛の原因となることはなく、どちらかというと慢性痛の背景理由となっています。逆に過剰な運動、不適切な運動習慣は腰部体組織を損傷して、侵害受容性疼痛、炎症性疼痛の直接的原因となっている可能性があります。「不適切な運動習慣」とは、体組織のもつ能力に比べて運動内容が合っていない場合です。「仕事」もまたしばしば患者さんが自発的に腰痛の原因として示しますが、痛み発症のきっかけとなっても一次的原因と断定するのは難しいことが多いです。

「治療歴は？」

受診前に別の病院で治療を受けてきた場合です。前医でどのような診断と治療を受けてきたかをたずねます。患者さんによっては「前医の診断を信用していない、だからここを受診した」という人もいれば、前医の診断を１００％信じているが、治らないのは治療が

＊2　風邪、打撲、捻挫などはたいてい自然治癒する。治療をしたから治ったのではなく、私たちに備わっている免疫力、創傷治癒力により治るのである。

よくなかったからだ、と信じている人もいます。椎間板ヘルニアと診断されてきた人が心因性であったり、その逆もありえます。医者は患者さんの心のなかにある「信念」を確認しておく必要があります。受けてきた治療については、効果があったかなかったか、あったとしてどの程度のものであったか、をたずねます。治療内容とその結果（効果があった／なかった）から、痛みの原因を推定することができます。

理学検査　～検者の主観という問題～

医者はまず、腰痛患者さんの病変部位や機能障害など「客観的な器質的原因」を探ります。初めに、患者さんの痛みの部位、姿勢、動きを観察します（視診）。そして痛みの部位を触って（触診）、あるいはたたいて（打診）、異常がないか判断します。こうした検者の目や手を用いた検査を「理学検査」といいます。腰痛の理学検査では、問診でもたずねた「痛みの部位」、そこにおける炎症徴候[3]と感作《かんさ》徴候[4]、腰部の「姿勢」と「動き」を調べます。さらに痛みの「誘発テスト」を行います。誘発テストとは、患者さんにあらかじめ決められた姿勢をとらせたり、動作を行わせて痛みが出るかどうかを診る理学検査です。「理学検査」は検者という他者による客観的な検査です。理学検査には専門的資格は不要であり、誰でも（患者さん本人でも！）行うことはできますが、適切に実施し評価するには経験が必要です。そのため理学検査にも〝検者の評価という主観〟が含まれます。これまで私は、痛みという患者さんの心のなかにある主観のことだけを述べてきました。医者とは患者さんの主観に対する客観的原因を探し、患者さんに説明するのが仕事だと書いてきました。でも、理学検査では医療者自身の主観という「もう一方の主観」が問題となるのです。

「背骨が曲がっている」「骨盤が傾いている」など姿勢の異常は健常者でもある程度認められるので、視診に基づく限り検者の主観です。[5] 筋は健常者でも強く押さえられれば誰で

*3　腰痛では炎症4徴候のうち痛み以外の3徴候（熱感、腫れ、発赤）が認められることはまれである。病変部位である腰椎が体深部に位置していること、炎症としては軽度の病態が多いためである。椎間板や椎間関節の炎症があっても腰部体表に3徴候が確認されることは、まずない。

*4　同様に感作徴候（筋圧痛、皮膚アロディニア）が認められることもまれである。脊椎の病変が周囲の筋や皮膚に感作を起こすのは〝きつい〟炎症と痛覚変調を伴っている場合だけである。

*5　この場合は絶対的診断基準がある。レントゲンを撮れば脊椎の曲がりや骨盤の傾きの有無と程度は客観的にわかる。民間療法ではレントゲンを撮れない。それを理由に民間療法の先生は自分の「見立て」を患者さんに〝証明〟することはできない。逆に言えば、患者さんに反論されることも、ない。

も痛いので、「圧痛」すなわち「異常な圧迫痛」と見なすかどうかは基準が必要です。さらに歩行の安定性や動作の異常など運動機能の評価となると、経験ある理学療法士でないと判断は困難です。腰痛では病変部位を診断するために考案された「診断テスト」[6]がたくさんあります。腰部神経根障害の有無を調べるテストとして「ＳＬＲテスト（下肢伸展挙上テスト）」があります。患者さんに仰向けに寝ていただき、検者が膝を伸ばしたままで股関節を屈曲させ下肢を挙上させます。このとき、下肢に電気が走るような痛みが出れば陽性と判定します。ＳＬＲテストは検者によるバラツキがほとんどなく、腰部神経根障害に特有の徴候なので客観性があり、有用性が高い診断テストです。しかしＳＬＲテスト以外の診断テストの多くはテクニックが難しくコツが必要だったり、異常所見の出現率が低かったり（感度が低い）、その疾患にかかっている場合だけに異常が出る率が低かったり（特異度が低い）、検査そのものの信憑性が低かったりして、信用しない医者もおり、誰もが実施しているわけでもありません。

客観主義（腰痛では画像検査主義）の医者のなかには理学的所見を軽視したり、診断テストをまったく行わない人もいます。そのような先生は患者さんの体を「見もせず、触れもせず」なので、患者さんは「この医者は触りもしない」という不満をもつことになるでしょう。しかし、そのような先生は「触診など不要！　画像検査で十分」と考えている客観主義者であることがわかります（単に怠慢という可能性もありますが……）。

民間療法では画像検査はできないので検査手段は自分の目と手だけであり、理学検査と診断テストは必ず行われています（と、思います）。けれども、判定結果を裏付ける画像検査などの客観的証拠を欠くので、独特の理学検査や診断テストの判定が正しいかどうかは誰にもわかりません。たったひとりの検者が行う〝自己流〟の診断テストは、ややもすれば序章で述べた〝サンタ〟テスト（テストした、陽性だった、だからあの病気だ）に陥る可能性があります。患者さんが、検者の技量と検査そのものの信憑性を見抜くのは不可能です。民間療法に限りませんが、医療者たるもの「自分の検査と判断」に対し常に謙虚でなければならないのです。

＊6　たいていの診断テストはそれを考案した人の名前がつけられており冠名テストともいう。たとえばＳＬＲテストはラセーグ先生が発案したものであり別名「ラセーグ・テスト」という。

神経学的検査 ～診断的価値は低い～

「神経学」とは脳、脊髄、末梢神経の病気や外傷を診る臨床医学の一分野です。臨床科としては脳神経内科と脳神経外科が診療を行っていますが、整形外科も脊髄と末梢神経の傷病を診ています。神経学と整形外科の教科書には椎間板ヘルニア、脊柱管狭窄症など腰椎疾患で起こる「神経学的所見」の検査方法が必ず書かれています。腰痛疾患の神経学的検査とは具体的には「筋力低下」「皮膚知覚障害」「腱反射」のことです。これらの所見は実は腰部神経根障害あるいは脊髄障害の症状であり、障害された神経根の場所[7]を発見するための検査です。5章の初めに「腰痛疾患と腰椎疾患の違い」について説明した通り、本書で論じている「神経根障害を伴わないふつうの腰痛」では、そもそも神経根障害はないので検査としての有用性はありません。

神経学的検査は検者が徒手的に行う理学検査の一種です。そのためやはり「検者の主観」という問題から逃れられません。

痛みの評価法

痛みは心が知覚したものであり〝純粋に主観〟です。機能的脳画像の研究は心と連関する脳神経細胞の活動に迫ってはいますが、心を客観的に観察することは実現していません。

医学は科学の一分野として、観察された事象をできるだけ「定量的」に分析しようとします。定量的とは簡単に言えば、数値に変えて表し分析することです。体温は手で触っただけでもある程度わかりますが、体温計で「36・5℃」と記録した方が、正常／異常の判断、変化の様子、これからの予測が正確にできます。疼痛学の臨床研究では痛みの定量的データの提示が求められます。ふだんの診療でもデータは定量化されていた方が、治療効果の判定などがはるかに容易になります。また、データの客観性が高まるので医療者間でデータの共有が容易になります。[8] 痛みの評価においても、これを定量的に把握するための方法が用いられています。

疼痛強度測定法

痛みは主観的体験ですが、「なし／あり」と「どの程度」かは自分でわかります。そこで痛みの強さ（疼痛強度）を定量的に測定して記録する方法が考案されています。おもに

＊7　正確には分節レベルという。
＊8　主観的な体験の強さを数値化する方法を「精神物理学的方法」という。

使われている疼痛強度測定法は「ＶＡＳ（Visual Analog Scale: 視覚的連続尺度）」と「ＮＲＳ（Numeral Raging Scale: 数値的尺度）」です。[9] ＶＡＳは10センチメートルの横線を示し、左端を「痛みなし」、右端を「想像しうる最悪の痛み」として、患者さんに痛みの強さを横線上の位置として指で（あるいは線で）示してもらうアナログな方法です。ＮＲＳは痛みの強さを0：「痛みなし」から10：「想像しうる最悪の痛み」として0から10の11段階で示してもらうデジタルな方法です。ＶＡＳとＮＲＳは一長一短がありますが、私はＶＡＳを使っています。ＶＡＳで数値化された痛みの強さ（０～１００㎜）の結果を見ることにより、痛みの強さの移り変わりを記録しグラフ化でき、治療効果の判定をすることができます。

しかしながらＶＡＳの値もまた「患者さんの主観をデータ化したもの」です。ふたりの患者さんの間でＶＡＳ値を比較して「Ａさんの方がＢさんよりも値が高いから、Ａさんの方が痛みが強い」と結論することはできません。ＶＡＳ値の変化と患者さんの言葉での表現が反対になることもあります。言葉では「前回よりも痛みは楽になった」と言っているのに、指ではＶＡＳ値が高く示されることもあります。そのため客観主義の医者にはＶＡＳに猜疑的な先生もいます。しかし、そうした問題点があったとしても、痛みの定量化は診療において極めて重要なのです。「疼痛強度を計らない痛みの診療」は「血圧を測らない高血圧の診療」と同じです。欠陥だらけのＶＡＳですが〝今のところ最良〟なのです。[10]

痛みの質問票

心因性慢性腰痛の診断では、患者さんの心の状態を把握する必要があります。家族や職場の人々との人間関係なども重要です。そうした「心理社会的」状況を医療者が把握し分析することを目的として、さまざまな「質問票」が考案されています。口答だけのやりと

---

*9　その他に「顔尺度」という子ども向けの方法もある。左端をにこにこ顔、右端に苦しむ顔を絵文字のように示して5段階程度で痛みの強さを表現する。ディズニーのアニメ『ベイマックス』では人の心がなんでもわかるロボット「ベイマックス君」が、主人公の少年に向かって「顔尺度」を示して「痛みの強さはどれぐらいですか？」とたずねるシーンがある。これはアメリカの小児病院で日常的に行われているシーンのパロディとして笑いをとる意図がある（と思われる）とともに、万能ロボットといえども心のなかにある少年の痛みを知ることができないという含蓄がある（と思われる）。

*10　ウインストン・チャーチルは「民主主義は最悪の政治形態だ。ただし、これまでに試されたすべての政治形態を別にすればだが」と喝破した。要するに「民主主義は欠陥だらけで将来はもっとよいやり方もできるかもしれないが、これまで行われた他の政治形態よりはマシである。今のところ最善だ」と言ったわけである。私は「ＶＡＳは最悪の疼痛強度測定法だ。ただし、これまでに試されたすべての方法よりはマシ」と考えている。

りではどんなベテラン医者でもやはり主観が入り込むし、言葉での記録は定量化が困難です。そのために診断の補助ツールとして、そしてデータの定量化のために、「質問票」の存在意義があるのです。腰痛の質問票の多くは欧米で考案されたものであり、日本では翻訳版が使用されています。

「質問票」はいくつか（ふつうは数十個）の質問に回答選択肢（5個程度）で答えてもらう形式のものが多く、回答を点数化する計算式が設定されています。この点数により患者さんの心理的、社会的な状態を定量化して評価するものです。ＪＯＡＢＰＥＱ（日本整形外科学会腰痛評価質問票）はわが国の整形外科で開発された質問票です[1]。ＪＯＡＢＰＥＱは腰痛の状態、腰椎の動き、歩行能力、社会生活の状態、心理的状態の5項目から構成されています。心理状態の把握だけでなく手術の効果判定もＪＯＡＢＰＥＱを用いて行っています。整形外科医が用いている質問票としては他にやはりわが国で開発されたＳＰＤＱ（脊椎疼痛探査票）というものがあります[2]。こちらは心因性疼痛ではなく神経障害性疼痛を分析するための質問票です。

質問票はあくまで診断の補助のための道具です。質問票の結果のみで診断をすることはできません。〝腰痛探検家〟の高野さんは心療内科の先生に質問票の結果だけで心因性と診断され立腹していますが、患者さんの気持ちとしてとても理解できます。

機器を用いた検査 ～それでも主観は入る～

われわれ医者は〝科学者のはしくれ〟と自認しています。科学者はたいてい「還元主義者」です。還元主義とは「複雑な物事でも構成要素に分解して理解すれば、元の複雑な物事全体が理解できるという考え方」です。医学では病人→病気の症状→病気の臓器→病気の細胞→細胞を構成する分子、まで〝還元〟していきます（原子まで問題にすることはありませんが）。腰痛医療では客観主義者は還元主義者です。痛みの原因、発端となっている体組織または機能障害を見つけること、これこそが客観主義の医療における診断です。腰痛では細胞レベル、分子レベルの異常が原因という病態はほとんどありません。そのため肉眼レベルの病変部位や機能障害を見つける「画像検査」が特に重視されます。

ここでは機器を用いた検査で何がわかるのか、これらの検査は果たしてどれぐらい客観的といえるのか、お話しします。

画像検査 ～レントゲン、CT、MRIの価値と限界～

「画像検査」は医者だけに施行と読影が許されている「秘密兵器」です。レントゲン、CT、MRIはまさに整形外科医の〝三種の神器〟です。[11] レントゲンとCTはX線を照射する、MRIは強い磁場をかけるという違いはありますが、どちらも体内の構造を静止画像として示すという点では同じです。写し出された患者さんの体の画像を医者は自分の知識としてもっている「解剖学的な正常構造」と照合して異常の有無を「判断」します。これを「画像読影」といっています。画像検査装置そのものは器械なので、得られた画像自体は「完全に客観的」です。では「読影結果」はどの程度の客観性があるのでしょうか？

私たちの体は性差、年齢差、そして身長体重などの個人差があります。骨は成長とともに大きくなり、老化により小さくなっていきます。画像検査所見の読影に当たってはまず個人差を考慮します。そのうえで同性、同一年齢、同体型の健常者と比較して異なっていると思われる部分を異常と〝判定〟します。つまり、ここで「画像を読む者の主観」という問題が立ち上がります。人間が判定している限り主観は排除できないのです。適切な判定をするためにはここでも経験の蓄積が必要となります。主観的な読影力は年季を積めば向上しますが、限界もあり読影者の身体コンディション（疲労など）によるムラもあります。近年急速に進歩しているＡＩ（人工知能）が画像読影の領域でも人間の能力に迫りつつあります。〝ＡＩ読影〟が確立されれば、画像検査読影も「完全に客観的」になる、かもしれません。

腰痛の画像検査においては「より本質的問題」があります。それは「異常所見が本当に腰痛の原因なのか？」という〝疑義〟です。生まれつきふたつの脊椎がくっついている人がいます。「癒合椎《ゆごうつい》」というこの異常は無症状でありレントゲンで偶然発見されることがありますが、癒合椎そのものは痛みの原因とはなりません。しかし「脊椎の配列」となると意見が分かれてきます。頸椎は側方から見て前曲がり（前弯）の人が多いのですが、まっすぐ（ストレート・ネック）、後曲がり（後弯）の人もいます。ストレート・ネックや後弯はしばしば、頸部痛や肩こりの原因とされますが、症状との因果関係は証明されていません。

「加齢性変化」となると状況はより混沌としてきます。人は誰でも20歳をピークに老化していきます。腰部もまた年々形が変わっていきます。中高年の患者さんの検査画像に見ら

＊11　整形外科のほとんどの疾患と外傷は、画像検査だけで診断されていると言っても過言ではないだろう。

れる〝異常〟は基本的に加齢性変化です。腰椎ではレントゲンで写し出される骨の出っ張り「骨棘《こつきょく》」、椎体間の距離の狭まり「椎間腔（上下隣接する椎体の間の隙間）の狭小化」、椎体間のズレ「すべり」、ＭＲＩでは椎間板の水分低下である「椎間板変性」、椎間板の突出である「椎間板ヘルニア」が写し出されますが、いずれも加齢性変化です。高齢者に見られる骨カルシウム量の減少「骨粗鬆」、脊柱管の狭まり「脊柱管狭窄」なども加齢性変化です。４章で書いたように、これらの画像所見は腰椎の退行変性によるものですが、痛みの原因であることもあれば無関係なこともあります。しかし整形外科医はこうした「異常画像所見」をそのまま病名として患者さんにお伝えしています。その根拠は「これらの異常所見が痛みと〝相関関係〟をもつ可能性があるから」というものです。

「相関関係」とは「ふたつのものが密接に関わり合い、一方が変化すれば他方も変化するような関係」のことです。痛みを訴えているその場所に異常画像所見が認められる場合、痛みとその所見は相関があると考えます。けれども、これは相関関係としては不完全です。「痛みがないときにはその所見はない」ことも同時に証明できて、初めて相関関係は確実になります。残念ながら、臨床医学では証拠を得ることは困難です。無症状の人に、あるいは患者さんが無症状になったときに、異常所見が消えたことを確認しなければなりません。そうした検査を実施することは必ずしも容易ではなく、厳密には「健康保険の適用外」でもあるのです[12]。そうした疑問に答えるべく、無症状のボランティアを対象とした臨床研究が過去たくさん行われています。そして無症状の人にも退行変性の異常所見はたくさん見つかっています。「痛みがある人に見つかりやすく、痛みがない人には見つかりにくい」所見は痛みとの「相関性が高い」と判断され、臨床医学では〝痛みと関連があると考えてもよい〟と見なされます。

それでは、相関性が高い異常所見は「痛みの原因」といえるでしょうか？　残念ながら、それもいえません。「相関関係＝因果関係ではない」は臨床医学における鉄則です。相関関係とは「ＡとＢに密接な関係があること」を意味しますが、「ＡがＢの原因である」あるいはその逆「ＢがＡの原因である」ということを意味しません。たとえば「腰椎側弯《そくわん》」が腰痛と相関関係が認められたとしても、腰椎側弯が腰痛の原因とは断言できません。腰椎側弯が筋や靭帯の緊張を起こし、それが痛みの原因なのかもしれません。因果が明らかに逆の場合もあります。若い患者さんでは激しい腰痛になると腰椎が緊張して曲がること

＊12　わが国の健康保険制度は無症状の人に対する「健康診断」を原則として禁止している。

があります（疼痛性側弯）。この場合、側弯は「痛みの結果」であって原因ではありません。事実、腰痛が軽快すると追って側弯も消えます。相関性が示唆された異常画像所見が「本当に痛みの原因」と断定することはできないのです。

以前、私が勤務していた病院の病棟は整形外科と内科の混合病棟でした。そこに入院し保存療法（手術以外の治療）を受けてよくなった腰痛患者さんに画像の再検査をすることがありました。すると看護師さんから「先生、検査の結果はどうだったのですか？」と聞かれるので、私が「前と同じだよ」と答えると内科の患者さんも担当しているその看護師さんは怪訝な顔をしました。痛みがよくなっているのに何で「同じ」なんだろう？　どうしてそれでいいのだろう？と彼女は思ったのでしょう。まことにもっともなことで、内科ではたとえば肺炎患者さんの胸部画像は肺炎が悪化すれば真っ白になり軽快すれば影は消えます。つまり画像上の異常所見＝影は肺炎という症状と明確に相関関係があり、因果関係も明らかです。一方、「痛みがあってもなくてもいつでも同じ」腰痛の画像所見とはいったい何なのだろう、整形外科の画像検査とは何のためにやっているんだろう、といぶかしく思ったのでしょう。

「腰痛の画像」と「肺炎の画像」は、たとえて言えば前者が〝地形の画像〟のようなものであり、後者は〝気象の画像〟のようなもの、と考えていただければいいでしょう。同じ宇宙から撮った地球の写真であっても、火山や断層を示す地形画像は地震の原因になりえても無関係の場合もあります。一方、台風や雨雲を写した気象画像は確実に降雨と関係しており、相関関係があり因果関係もある。「椎間板ヘルニア」は火山に、「腰椎すべり」は断層にたとえることができます。火山も断層もふだんは〝無症状〟ですが、ときどき活動して地震を起こします。同様にヘルニアもすべりも不安定になると炎症を起こし痛みの原因となりますが、「いつも痛いわけではない」のです。腰痛で画像検査に写し出される異常所見は「痛みの容疑者」ですが、「真犯人」かどうかはわかりません。真犯人と見なすかどうかは医師という〝刑事〟の経験と判断、つまりここでも主観に基づいたものなのです。

レントゲン、ＣＴ、ＭＲＩは「侵害刺激そのもの、侵害感覚の電気信号、炎症、炎症の電気信号」を写すことはできません。炎症部位では浮腫（むくみ）が生じることがあり、特殊な撮像法を用いたり造影剤を静脈注射すればＣＴとＭＲＩで浮腫が写る場合もありますが、必ず写るわけではありません。さらに言えば浮腫が侵害感覚の原因とも断定できません。浮腫とは血管から漏出して血管外組織に溜まった液体であり、炎症期が終わっても貯留し続ける場合もあるからです。ＭＲＩの臨床研究でも椎間板の浮腫は痛みとは無関係という報告もあります。

画像検査所見もまた読影者の主観に左右され、痛みとの相関関係も因果関係も確実なものではありません。理学検査と同じく、医師は自分の読影結果に謙虚でなければならないのです。さもなければ「読影の名人」もまた検査の〝サンタ〟になってしまいます。

動的画像検査 ～超音波画像～

超音波画像検査（エコー）はレントゲン、ＣＴ、ＭＲＩとは異なり、医師でなくても使用が認められており、運動器疼痛の診断に多用されています。超音波が写し出すのは骨以外の筋、腱、靱帯です。肩関節周囲炎など筋腱疾患でおもに使われています。腰痛は椎間板、椎間関節、仙腸関節など「比較的硬い」組織を病変部位とする場合が多いので、筋性の腰痛を除いて使用はそれほど多くはありません。

超音波検査の強みは「動的画像」が得られる点です。患者さんに病変部位を動かしてもらい、体組織の形の変化を観察することができます。動的画像はＣＴやＭＲＩでは不可能であり超音波検査の利点です[13]。このことから動的異常が原因とされる運動器機能不全の病態においては重要な画像検査と位置付けられます。Ｘ線、強磁場などの影響を受けないことも超音波検査の利点です。

超音波検査はＸ線、ＣＴ、ＭＲＩ以上に「検者の主観」が問題となります。読影に経験が必要なのは同じですが、そのうえ動的画像である超音波検査では目的とする所見を得るために装置を検者自身が動かして操作する必要があり、画像の獲得と読影に熟練が必要だからです。

血液検査

内科では一般的である血液検査ですが、腰痛で行うことはまれです。ほとんどの腰痛では血液検査に異常が認められないからです。外傷や感染症による〝きつい〟炎症、レッド・フラッグ腰痛では異常値が示されることがあります。〝きつい〟炎症ではＣＲＰなど「炎症反応」を数値として調べることができるので、炎症の程度を定量的に知ることができます。ただ、大部分の腰痛の炎症は「自己完結型急性腰痛（〝よい〟炎症）」か「中高年退行変性が原因の腰痛（〝だめな〟炎症）」であり炎症としての活動性は低く、炎症反応は

＊13　レントゲンは「透視装置」を用いればモニター画面で動的画像を見ることができる。腰痛の検査では「脊髄造影検査」を手術前検査として行うことがある。

たいてい陰性なので、ＣＲＰ検査を行うことはまれです。運動器機能不全性、痛覚変調性、心因性の腰痛も血液検査では異常値は示されません。

第7章　腰痛の治療 ～疼痛科学からみた位置付け～

本章は腰痛の治療に関する「ガイドブック」です。腰痛は他の運動器疼痛疾患とは違い、多彩な原因と臨床像を示し、西洋医学から民間療法までさまざまな治療が行われています。本章では、おもに西洋医学の治療に関しそれぞれの治療が疼痛科学の明らかにした「痛みの病理」と「腰痛の病因論」に照らし合わせ、どのような意味をもつのか〝理論的な説明〟をしてみます。エビデンスに基づく治療の価値の話ではありません。疼痛科学の結果と合わないからといって、治療の意義を否定することはできません。

以前にご説明したように、痛みの治療は「対症療法」と「原因療法」に大別できます。痛みの「対症療法」とは「痛みの受容から知覚・認知に至る課程に介入して痛みを減らす治療」のことです。「原因疾患はわからなくてもよい。状態が変わっていなくてもよい。痛みをとることが重要」という理念に基づく治療と言ってもいいでしょう。一方、痛みの「原因療法」とは「侵害感覚の発生源を処置して、結果として痛みをやわらげる治療」のことです。「原因疾患がよくなればよい。原因疾患がなくなれば痛みは自ずと減り、消えるはずである」という考え方に基づく治療と言ってもいいでしょう。疼痛学では対症療法が原因療法より「劣った治療」とは見なしません。対症療法は主観主義の治療、原因療法は客観主義の治療です。

腰痛に限らず、西洋医学における治療の二本柱は「薬と手術」です。腰痛ではこれに「理学療法（運動療法と物理療法）」と心因性慢性腰痛に対する「精神療法・心理療法」が加わります。本章では腰痛の治療を薬物療法、理学療法、精神療法に大別し、それぞれを疼痛科学が示す「痛みの病理」と照合することによって、鎮痛効果が期待できる「腰痛の病態」について述べます。

レッド・フラッグ腰痛に対しては原因疾患に対する原因療法が不可欠であり、ここでは言及しません。

薬物療法

腰痛に対して処方される薬物は、ほぼすべてが「対症療法薬」と言っていいでしょう。つまり痛みをやわらげる「鎮痛薬」です。一方、筋弛緩薬、血管拡張薬、ビタミン薬、骨粗鬆症治療薬などは痛みの原因となる病態を改善する効果をもつ「原因療法薬」と位置付けられますが、痛みに対する効果は確立されたものとはいいがたいものがほとんどです。[1]

＊1　主役となる鎮痛薬といっしょに処方する薬を「鎮痛補助薬」と呼ぶ場合もある。

全身投与薬 ～痛み「止め」はない！～

腰痛で初めて受診された患者さんに薬を処方すると、「単なる痛み止めですか？　それならば飲みたくはないのですが……」と言われることがあります。しかし、すでに書いたように成人の腰痛では原因となる腰部の一次的な病理はほとんどが退行変性であり、「老化を止める薬、若返らせる薬」、すなわち原因療法薬は存在しません。

5章で説明したように腰痛では炎症（機械的侵害受容、化学的侵害受容）、運動器機能不全、神経障害が侵害感覚を生じる可能性があります。しかし、これもたびたび書いた通り「侵害受容」を阻止する薬物はありません。炎症性疼痛では機械的侵害刺激と化学的刺激を侵害受容体がとらえますが、侵害受容体を遮断する薬物はいまだ開発されていません。医者が処方する「抗炎症薬」は「痛み止め」として広く使われていますが、抗炎症薬には末梢性感作《かんさ》を抑えても侵害受容そのものを遮断する力はありません。つまり抗炎症薬はいわば抗感作薬であり、「痛み止め」ではなく〝痛み減らし〟とでも呼ぶのがふさわしい薬物です[2]（図1）。

運動器機能不全はその「痛みの病理」が不明のものが多く、作用機序が実証された鎮痛薬はありません。腰痛では筋の緊張を緩める「筋弛緩薬」、神経の機能維持に働く「ビタミンB」、コラーゲン生成に関わる「ビタミンC」が処方されることもありますが、これらの薬物は、効果は弱いものの原因療法と位置付けられます。

腰痛で「神経障害性疼痛治療薬」を処方されている方もいると思います。それらの薬物は障害部位の神経線維から発する「異常発火（異所性放電）」を止める力はなく、一次性求心性線維から持続性の活動電位がシナプスを伝達することを止め、結果として中枢性感作を抑制する薬物です〔図2〕。つまり痛覚変調性疼痛を減らす薬です。こちらもやはり「痛み減らし」であって「痛み止め」ではありません。神経を圧迫している周囲の体組織には何も作用しないので原因療法薬でもありません。

心因性慢性腰痛の治療薬は「心因」により違います。ペインマトリックスのどこかに作用する薬ですが、そもそも心因性慢性腰痛の患者さんの個々の脳内メカニズムがはっきりしないので、作用部位と機序が明らかになっている薬物はあまりありません。心因を分析して薬を処方する能力があるのは精神神経科医と心療内科医です。「心に作用する薬」が

＊2　患者さんに「痛み止めを飲んだが、痛みが止まらない、痛みが消えない」と不満を言われることがある。そのためあらかじめ「痛みを減らす薬であり、少しでも減ったならば効果はあった」と説明するようにしている。

必要と判断される場合は、私は精神神経科医や心療内科医への受診をお願いしています。心因性腰痛に作用する薬物を対症療法と見るか原因療法と見るか、薬物の作用機序によりどちらの解釈もありえるでしょう。

ある種の薬物は痛みの「情動成分」を抑える効果が示唆されています。痛みの不快な情動は脳の辺縁系で処理されています。辺縁系において「痛みの情動成分」を徹底的に抑制できる薬物ができれば、「痛みは感じるが不快ではない」という〝心地〟になるはずです。一種の鎮静です。そのような薬物は心因性慢性腰痛だけでなく、器質的な急性腰痛、さらにはすべての痛みに対する〝究極の鎮痛薬〟になるでしょう。もしかしたらすでに研究が始まっているのかもしれません。しかしながら痛みの本来の生物学的意義、「創傷治癒の促進」を考えると、そのような「脳に作用する鎮痛薬」は想定外の深刻な副作用[3]をもたらすかもしれません。

全身投与薬は原則として「経口薬」ですが、より速く効かせる目的で「坐薬（経肛門薬）」「静脈注射薬」「筋肉注射薬」を用いる場合もあります。また、オピオイドなど〝強い鎮痛薬〟をゆっくり吸収させる目的で経皮吸収薬を用いることもあります。坐薬は成分としては抗炎症薬（＝末梢性感作抑制薬）が多く、経口薬よりも即効性があるので〝きつい〟炎症に処方します。静脈注射型の鎮痛薬は薬物としては必ずしも経口薬より「強い薬」ではありませんが、やはり即効性が求められる場合には使用します。「筋肉注射薬」はいずれも強い鎮痛薬なのでクリニックの外来で使用することはまれで、手術前の「前投薬」あるいは救急外来などで使用します。このように、坐薬、静脈注射薬、筋肉注射薬は痛みが強く、即効性の除痛が必要な場合に用います。救急外来、手術前後などです。これらの薬物の投与はふつう看護師が行っています。

「経皮吸収」型の鎮痛薬としては「抗炎症薬成分を含有する湿布」が一般的であり、腰痛患者さんから要望が最も高い鎮痛薬です。「湿布[4]」は腰痛の場所に貼ることが多いので、

＊3　現在使用されているオピオイド薬は強力な「痛み減らし」薬であり、情動抑制作用をもち、さらには快情動をもたらす作用がある。そのため依存性や不適切使用などの問題がある。米国では〝オピオイド禍〟が発生し、かつては慢性腰痛への使用が推奨されたが現在では逆に抑制する方向に変わっている。〝究極の鎮痛薬〟はさらなる社会問題となるだけでなく、「人類のありかたそのもの」を変えてしまうかもしれない。痛みを感じない人間だけからなる社会が実現したら……ちょっと想像できない。小説家・天童荒太は意欲的な小説『ペインレス』で痛みを感じない人間と社会の軋轢、人間社会における痛みの意味を描いている[1]。

＊4　経皮吸収薬は伝統的に「シップ」と呼ばれているが、現在主流となっている製品は湿っていない、冷感を伴わないテープタイプのものである。正しくは「鎮痛薬含有貼付薬」である。しかし当院を含め医療現場では依然としてシップと呼ばれている。

どちらかというと「局所投与薬」に近いのですが、最近では「全身投与型」の経皮吸収薬も登場しています。オピオイド薬は経口投与では血中濃度が急速に高くなりすぎ副作用の懸念があるので、腰痛では「経皮吸収型」のものが一般的です。皮膚から吸収されて全身に回る「全身投与薬」なので、腰痛であっても吸収性が高い胸や腕に貼ります。

最後に、忘れてはならない全身投与型の鎮痛薬があります。そう、「麻酔薬」です。手術の際に用いる吸入麻酔薬は「意識を消してしまう」ので、いかなる種類の痛みも知覚しなくなります。[5] では吸入麻酔薬は鎮痛薬といえるか？　「心＝意識」が失われては何もできません。ゆえに、当たり前ですが、吸入麻酔薬は鎮痛薬とはいえません。理想的な鎮痛薬とは「精神活動に影響をせずに痛みを減らす薬」です。神経障害性の腰痛、心因性の腰痛に用いる鎮痛薬がしばしば眠気などの副作用をもち、評判が芳しくないゆえんです。

局所投与薬 ～〝痛み消し〟注射～

腰痛の治療薬としては、腰部に直接投与する「局所投与薬」もあります。いずれも注射薬であり、薬物としてはどれも神経伝導を遮断する「局所麻酔薬」が主体です。「打ちどころ」を間違うと深刻な合併症の危険を伴うので医師にしか認められていません。

薬液（局所麻酔薬）が目的とする感覚神経に完全に浸透すれば、理論上は痛みは完全に消えます。局所麻酔薬により小手術も可能です。局所麻酔薬は真の「痛み止め」であり「痛み消し」です。しかし薬液が吸収消失されれば効果は消えます。腰痛の局所投与の種類としては「局所ブロック」「トリガーポイント注射」「末梢神経ブロック」「神経根ブロック」「硬膜外《こうまくがい》ブロック」などがあります。

　局所ブロックは、病変部位が明らかな局在論の病態が対象になります。病変部位と推定された場所に薬液を投与します。局所麻酔薬は神経伝導を遮断しますので、投与した場所が唯一の病変部位であれば理論上は痛みが完全に消失するはずです。このため、局所ブロックはどちらかというと「診断目的の検査」という位置付けになります。1回目の注射で病変部位の確証が得られたら、2回目以後は本格的な治療目的になります。投与対象となる病変部位の候補は、椎間板、椎間関節、筋、靱帯、仙腸関節などです。患者さんには「投与部位名＋ブロック」と説明しています（例「椎間関節ブロック」など）。

　トリガーポイント注射は、筋の圧痛点に薬液を注入する局所ブロックの一種です。ただ

＊5　吸入麻酔薬が神経系のどこにどのように作用するのか、いかにして意識を消失させるのか、いまだによくわかっていない。

し、すでに書いたように圧痛点が病変部位そのものとは限らず、痛覚変調性の腰痛では中枢性感作により圧痛の感度が高まっている点という場合もあります。

神経根ブロックは、局在論の病態でおいては腰部の病変部位から脊髄に至る、一次感覚神経線維における信号伝導を遮断する方法です。神経根ブロックのもうひとつの目的は「神経根障害性腰痛」の病態[6]において異所性放電を止めることです。神経根は腰椎の隣にあるため手探りで針先を当てるのは難しく危険もあるので、ふつうは「X線透視動画」を見ながら行います。

硬膜外ブロックは、腰椎または仙骨の「硬膜外腔[7]」に薬液を投与する方法です。「腰痛の病理」の観点からは、侵害感覚の脊髄への伝導遮断、脊髄での中枢性感作の抑制という作用があります。

局所麻酔薬の注射は完全に対症療法です。ただし、末梢体組織からの侵害感覚の信号が一次的にでも減少すると感作は弱まります。つまり痛覚変調性の腰痛の場合には、末梢神経のブロックは原因療法の一種と見なすこともできます。ブロックにより痛覚変調が減少する可能性があるからです。

理学療法

「理学療法」は「運動療法」と「物理療法」に大別されます。「理学療法士」は理学療法を主体とした治療を行う医療職ですが、最近は心理療法や精神療法を取り入れた治療を行う療法士も増えています。

民間療法の治療者は理学療法士ではありませんが、薬物を使わない治療を行っているという点で理学療法士と同じです。しかし民間療法の治療論と治療テクニックは理学療法学とはかなり異なっており、個々の治療者ごとに千差万別のようなので、ここでは言及しません。

運動療法 ～動くことで腰痛を減らす～

腰痛の「運動療法」とは、患者さん自身が「主体的・能動的な運動」をすることで痛み

＊6　腰部神経根や馬尾が障害されたときの痛みは、たいてい下肢に現れるが腰部に現れる場合もある。そのような場合を「神経根障害性腰痛」という。

＊7　骨や椎間板で構成されている脊柱管の内部には「硬膜」という膜があり、脊髄、馬尾、神経根の一部、はそのなかを通っている。骨と硬膜の間の空間を「硬膜外腔」という。

をやわらげる治療のことです。マッサージ、整体術、カイロプラクティックなど治療者が徒手的に患者さんに与える「受動的な運動」は運動療法には含めません。

理学療法士が行う運動療法は今では腰痛治療の中心となっています。なかでも慢性腰痛では、運動療法は痛みの軽減だけでなく日常生活の活動性や生活の質を向上させるエビデンスが世界中から多数報告されており、慢性腰痛に対しては「腰痛診療ガイドライン」においても最も推奨される治療法とされています。

本書で繰り返し指摘してきたことですが、疼痛科学の知見に照らし合わせて私が考える腰痛の運動療法の〝課題〟とは、運動療法を痛みを減らす対症療法と見なすならば、運動がいかなる「腰痛の病理」に影響を与えているのか不明の点が多いことです。もしも運動療法が痛みの神経メカニズムに作用して痛みをやわらげているならば、現に痛みが軽減するということは局所的炎症、運動器機能不全、痛覚変調、心因のいずれかが運動により改善しているはずです。5章で書きましたが、運動器不全により二次的に局所的な炎症が生じると考えるなら、運動療法は「痛みの一次的原因に対する原因療法」と位置付けられます。ただ、運動不足、肥満、筋力低下、運動能力劣化、不適切運動などは局所的炎症を起こすとは考えにくく「痛みの病理」がよくわかりません。そうした病態が侵害刺激になるという根拠は乏しいのです。こうした〝病態〟に対する運動療法は腰痛の対症療法としてはメカニズムが明らかではありません。

疼痛科学の研究によりサルコペニア、筋や関節の不動化などは神経系の感作を引き起こし痛みを知覚しやすくなることが報告されています。痛覚過敏を起こし痛みを知覚しやすくなるわけです。よって、そうした病態に対する運動療法は一種の〝減感作療法〟であり、「対症療法」の一種と位置付けることができるでしょう。

近年、「運動による痛覚低下（ＥＩＨ：Exercise Induced Hypoalgesia）」という理論が注目されています。運動により中枢性感作の抑制と下行性疼痛抑制の賦活《ふかつ》が生じることにより痛みが緩和するという理論です[2]。慢性腰痛において腰部以外の運動で疼痛緩和効果が得られると報告されています。

実は、これまで「痛みの生理」で言及しなかった脳の重要な機能があります。それは「運動」です。私たちの脳の重要な存在目的は「感覚し、動くこと」です。[8] すべての感覚は運動と連関しています。これを「感覚運動連関」といい、痛みも例外ではありません。

＊8　すべての動物の〝存在目的〟は「感じ、動き、そして感じること」である（サンゴなどまったく動かない動物も例外的に存在してはいるが）。

視覚、聴覚、味覚、嗅覚、触覚、平衡感覚、そして固有覚（自分の体の位置や動き、力の入れ具合などを感じる感覚）はいずれも体を動かすことによって、より精緻に知覚されるのです。たとえば、視覚では眼球の動きにより「立体感」がつくられます。聴覚も頭部を動かすことにより音源の空間定位が増強します。痛みに関する研究はまだ端緒についたばかりですが、「感覚運動連関」が不調をきたすと痛みが慢性化する可能性があります。心因性慢性腰痛における運動療法の効果も、この「感覚運動連関」への作用の結果かもしれません。ペインマトリックスに対する一種の原因療法と位置付けることができるでしょう。

　運動療法が神経系に作用して痛みをやわらげるという理論は「神経リハビリテーション」[(2)]と呼ばれています。[9] 現在の疼痛学では、痛覚変調性の慢性腰痛に対する運動療法の除痛メカニズムを神経リハビリテーションと位置付けた研究が増えています。神経リハビリテーション理論による腰痛の運動療法は腰部そのものには作用しない、対症療法と位置付けられます。

　ガイドラインにおける運動療法の高評価は、長期的効果と生活質改善効果のエビデンスに基づいています。運動療法は「時間をかけて行う治療」です。やればすぐに腰痛が消えるわけではありません。そのため「気が短い人」「即効性を求める人」、そしてなによりも

「運動が嫌いな人」には向きません。

腰痛の運動療法の位置付けは「痛みの病理」、年齢、活動性、治療目標により大きく異なります。以下、4つのタイプの腰痛について、腰痛の運動療法の疼痛科学的に見たメカニズムを解説してみます。

急性腰痛

急性腰痛の発症後1～2週間の時期は、局在論的には病変部位の「炎症期」に当たります。この時期に病変部位を動かすと機械的侵害受容が高まり痛みは悪化するので、運動療法は適応外です。腰部は「適度の安静」[10]をとらせた方が、損傷部位の創傷治癒は促進します。これは骨折や脱臼の初期治療として患部の固定から始めるのと同じことです。

自然治癒型の急性腰痛では1～2週で病変部位の状態は「炎症期」が終わり、傷ついた

＊9　仮想現実（バーチャルリアリティー）装置を用いた「仮想運動体験」による治療も神経リハビリテーションと呼ぶことがある。運動療法ならぬ、運動「体験」療法である。研究段階だが腰痛をやわらげる効果があると報告されている。

＊10　活動性の制限という意。「ベッドで休んでいること」ではない。不要不急のスポーツや、やり慣れない体操などをしないことをいっている。

組織が修復される「増殖期」、そして組織修復が完成する「成熟期」に入ります。この時期には運動療法の適応となります。目的は安静により低下した腰部の運動機能回復、損傷組織の増殖と成熟の促進、そして損傷組織の強化による再発防止です。つまり、この時期の運動療法は原因療法と位置付けることができます。

スポーツの慢性腰痛

スポーツによる慢性腰痛の治療の中心は運動療法です。スポーツに関連する慢性腰痛の病理は「過剰運動」による〝しつこい〟炎症、筋の乳酸の蓄積による化学的侵害受容性疼痛、不適切な姿勢や動作による運動器不全性疼痛などが考えられます。いずれも運動療法による腰部運動器の機能障害の調整を行うとともに、スポーツ競技そのものへの個別指導により腰痛の一次的原因の是正と緩和をはかる原因療法と位置付けられます。

中高年の慢性腰痛

退行変性を一次的な病理とする中高年の慢性腰痛では、骨粗鬆症やサルコペニアなど「慢性炎症」により徐々に発症したもの、椎間板断裂など急性発症した炎症性疼痛の〝だめな〟炎症化による慢性化、反復化、スポーツ活動の過剰（若年者とは異なり、運動量はさほどではなくても加齢身体が追いつけない場合）による慢性炎症性疼痛、そして腰椎手術後の中枢性感作など、さまざまな「腰痛の病理」があります。

中高年の慢性腰痛は一次医療（プライマリケア、クリニック、診療所）では慢性腰痛患者さんの大部分を占め、運動療法の腰痛緩和効果と生活質改善効果が確認されています。やはり「痛みの病理」は明らかではないので、対症療法ではなく原因療法と位置付けられます。

心因性の慢性腰痛

心因性慢性腰痛の疼痛科学的な説明は「ペインマトリックスにおける何らかの不調」です。心因性慢性腰痛でも運動療法が効果があるというエビデンスはたくさんあるのですが、疼痛科学的な説明はまだ困難です。先にあげた「感覚運動連関」「神経リハビリテーション」、そして後述の「認知行動障害」のメカニズムが関与しているのかもしれません。

物理療法 ～即効性がある～

物理療法には治療機器を用いるものと徒手的なものがあります。西洋医学で認知されているものから、民間療法で独自に考案された作用機序が何だかよくわからないもの（?）まで、まさに百花繚乱です。ここでは施術頻度が高い主な物理療法について、疼痛学の知見と照らし合わせて検討してみます。

エネルギー照射療法

身体外部からエネルギーを腰部に照射して痛みを緩和させる治療です。整形外科クリニックでは「物療」とか「消炎治療」と呼んでいます。治療理論から見れば局在論の治療です。照射するエネルギーとしては、温熱（ホットパック、温泉、赤外線など）、冷却（氷、冷却スプレー、冷湿布など）、電気（低周波、高周波）、音波（超音波）、光（レーザー）などがあります。共通した治療原理は病変部位に照射したエネルギーが、(1)炎症性疼痛の受容から伝導に至る過程に介入して痛みを抑制する、(2)局所の血行を改善し、その結果、(3)組織修復を促進するという考え方です。(1)は対症療法、(2)と(3)は原因療法と位置付けられます。

疼痛科学的に見た問題点は、第一にこれらのエネルギーが腰部の病変部位にきちんと到達しているのか不明であることがあげられます。第二にエネルギーが到達したとして炎症部位の機械的侵害受容、炎症性侵害受容、末梢性感作、一次感覚神経の神経伝導に対し、どのような機序で作用しているのか明らかではないことです[11]。第三に血行改善による組織修復が確認されていないことです。いずれの問題点に対しても疼痛科学的研究はあるのですが、作用機序は明らかにはなっていません。さらに長期効果が不明確なので、「腰痛ガイドライン」におけるエビデンスレベルは低く評価されています。

しかしエネルギー照射療法は、診療所や民間療法では「伝統的」に確立された治療として認知されており、希望する患者さんも少なくありません。ここで指摘しておきたいことはどの疾患でも当てはまることですが、医学研究において治療効果のエビデンスとされるのは「長期効果」（あるいは完治効果）なのです。疼痛疾患でもある治療を受けて長期的に見て痛みが減るのか、除痛効果は持続するか、そのことだけが問われています。しかし、一次医療（クリニック、ホームドクターレベル）では「即時効果」もまた患者さんからの

＊11　腰痛患者さんの脊髄や脳に照射するという物理療法は行われていない！　つまり痛覚変調性疼痛や心因性疼痛は念頭にはない。ただし研究レベルではそうした試みは行われている。

期待が少なくないものです。施術を受けているときだけでも確実に痛みがやわらぐ治療は、腰痛患者さんにとってありがたいものです。私自身、30年前にぎっくり腰で悶々としているときも、風呂に入ると腰痛がスッと消えることを体験し、そのことを実感しました。温熱療法が腰痛に即時効果をもつのは、理論上は次に述べる「感覚調整」作用と思われますが、リクツはともかく私自身も効果を身をもって体験しました。温泉がはやるわけです。

感覚調整法

〝感覚調整〟あるいは〝上行性抑制〟は、いずれも疼痛学において一般的な用語ではありませんが、腰部皮膚に何らかの感覚を与えて、その感覚により腰痛を「打ち消す」対症療法と位置付けられる治療です。「手当て」という言葉の語源でもあります。痛みの場所には誰でも自分で手を当て、他人に触ってもらう。そしてそれは痛みをやわらげる効果があることを経験的に知っているからです。

温熱、湿布（温かい／冷たい）、鍼灸は腰痛に対する伝統的治療[12]であり、今でも一定の支持を受けています。腰部皮膚の刺激が体深部にある腰部運動器に発する侵害感覚を弱める疼痛科学的しくみについては、かつてはまったくわかっていませんでした。１９６５年、メルザックとウォールにより「ゲート・コントロール理論（門制御理論）」が提示されました。オリジナルのゲート・コントロール理論は「末梢（皮膚）からの非侵害感覚が脊髄において運動器からの侵害感覚を『抑制』することにより痛みが減少する」というものでした。いわば〝上行性抑制〟であり、脊髄での《調整会議》における抑制の強化です。ゲート・コントロール理論は伝統的東洋医学である鍼灸の科学的メカニズムとして注目されました。その後「理論」は改良され、現在では脳幹からの「下行性疼痛抑制」も加えたものになっています。鍼灸の場合は皮膚に鍼を打ったり灸で熱したりします。つまり〝抑制刺激〟も侵害刺激なので、「痛みをもって痛みを制す」みたいな印象ですが、疼痛科学的な研究成果は豊富にあります。また、マッサージは皮膚だけでなく筋にも作用を及ぼしますが、私はこれも感覚調整法の一種と考えています。特殊な技術としては「脊髄電気刺激法（ＳＣＳ）」があります。脊柱管にカテーテル電極を挿入して脊髄を電気刺激する方法で、難治性の慢性腰痛に対して行われています。

＊12　アルプスの山中で氷のなかから発見された「〝アイスマン〟：５０００年前の男性のミイラ」には下肢の関節部分だけに入れ墨が見つかり、それは関節炎（私の推理は神経根障害性疼痛！）の治療として行われたのではないか、との説がある。

感覚調整法もまた長期効果のエビデンスが乏しいため、「腰痛ガイドライン」での評価が高くないのですが、即効性はあるので患者さんの評価は低くないという「アカデミズムと現場の乖離」が認められます。私は疼痛学研究では「即効性効果」という評価尺度も取り入れるべきだと思います。「治療を受けたときだけでいいから楽になりたい」という動機で治療を受けに来る人もいるのです。さらに言えば、「痛みの悪循環」を断ち切ることができれば、中枢性感作が解除され痛みの慢性化を阻止できるかもしれません。薬物療法のところであげたトリガーポイント注射とブロック治療も「痛みに対する即効性治療」と位置付ければ、それらの価値もより明確になるでしょう。

整復治療 ～病変部位を手や器械で治す～

「整体術」「カイロプラクティック」「牽引《けんいん》」は、腰部の関節（椎間関節、仙腸関節、椎間板）の不整合により生じた痛みを、関節を「整復」することにより腰痛を緩和させる治療です。いわば四肢の関節における外傷性の脱臼や亜脱臼の除痛と基本的に同じメカニズムです。整復治療は、理学療法の分野よりも民間療法で盛んに唱えられている治療原理です。

腰痛の一次的な原因が「関節のずれ」にある場合（そのような患者さんはたぶんいるで

しょう)、もしもそれが整復によって正常化できるならば、整復治療は「根治性・即効性・持続性の三拍子そろった画期的な原因療法かつ対症療法!」ということになります。しかし、施術前に原因が関節の不整合にあると診断することは簡単ではありません。本当に整復されたかどうかを客観的に確認することもできません。それゆえ「やって治った腰痛は関節不整合だった」と〝治療的診断〟をするしかありません。何度もやって効果がなければ、そもそも不整合が原因ではないと考えるべきでしょう。

精神療法・心理療法

「精神療法・心理療法」は心因性慢性腰痛の治療です。局在論、運動器機能不全論、痛覚変調性の慢性腰痛においても治療効果が得られない場合、取り入れてもよい治療法です。心因性慢性腰痛の疼痛科学による説明は「ペインマトリックスの不調」ですが、精神療法・心理療法の機序を疼痛科学の言葉で説明するのは困難です。そのため、精神療法・心理療法は対症療法、原因療法いずれとも位置付け可能です。

心因性慢性腰痛に対する精神療法・心理療法として最も広く行われているのは「認知行動療法」です。以下、少し長くなりますが千葉大学精神神経科の清水先生と田口先生による認知行動療法の説明を引用します。

「認知行動療法では個人の認知、感情、身体反応、行動に焦点を当て、これらの要素が非適応的な（道理に合わない、うまくいかない）悪循環を形成することによって疼痛症状を悪化、持続させると考える。そしてこの悪循環を良循環に変えるために各要素の状態を把握し、理解し、歪みを修正することで症状を緩和させる、構造化された心理療法である。ただし認知行動療法を実際に適応（ママ）するには基本的構造を患者が理解し了解することが必要である。認知行動療法は協同的実証主義を重視しており、患者と治療者は競技者とトレーナーにたとえられる」（清水と田口、筆者要約）[3]

この説明文からわかるのは、認知行動療法を円滑に開始するには「痛みの生理」の基本的理解が不可欠、ということです。しかしながら慢性腰痛になってから初めて「痛みのしくみ」を教えられ、痛みの原因が心にあるといわれても、「今、腰が痛み続けている患者さん」にとっては受け入れにくいでしょう。筆者が「痛みのしくみ」の知識を〝国民必修〟と考えているのは、そのためなのです。痛みのしくみは、慢性腰痛になる「前」に知っておくべき知識なのです。痛みのしくみが広く知れ渡れば、──楽観的かもしれませんが──心因性の慢性腰痛はなくなるかも、しれません。

慢性腰痛の精神療法・心理療法は習熟した専門家がいる医療機関でしか受けられません。そうした施設は残念ながら全国的にも少ないのが現状です。認知行動療法は保険医療機関で行われていますが、本書執筆時点では健康保険は適用されていません。

手術

腰痛の手術療法は、いくつかの点で他の治療と決定的に異なります。

- 医師（整形外科医。脳神経外科医や麻酔科医が行うこともある）にしかできない。
- 1回限りの治療である（何回かに分けて行う場合もある）。
- 局在論または運動器機能不全性論の腰痛だけが対象である（痛覚変調性腰痛と心因性腰痛は脳脊髄の機能的異常だが、それらは手術では治せない）。
- 炎症または運動器不全の一次的原因となっている病態に対する原因療法であり、根治療法である。
- 入院治療である（外来手術もある）。
- 厳格な「説明と同意」のもとで行われる。

・試行錯誤的にはなしえない。

・治療費が高額である。

腰痛の治療目的とは「痛みを減らし、なくすこと」です。[13] 手術とて例外ではありません。腰痛手術の「成功」とは手術が計画通りに終わったかどうかではなく、術後に「腰痛が消えたか」です。「成功率」とは術後に腰痛が「どのぐらい減ったか」であり、完全に消失したならば「１００％の成功」になります。さらに、手術が上述のような要素をもつことから「長期的予後」「再発予防性」も求められます。手術直後に腰痛が消失し１００％成功とされても、１カ月後に再発したならばそれは「成功した手術」とはいえないでしょう。手術は「１回限りの、高額費用をかけ、〝意を決して〟受ける治療」です。患者さんの期待は「腰痛が一時的に少し減ればよい」などというものであるはずはなく、[14]「１回で、完治し、再発しないこと」であるはずです。歯科医が行う「むし歯（齲歯）」の治療も「痛みの外科治療」のひとつですが、むし歯治療は１００％近く患者さんの期待に添う結果が得られていると思われます。むし歯治療は「成功率が極めて高い痛みの手術」です。腰痛手術はどうでしょうか？

実は、腰痛専門医の間でも「腰痛の治療成績は芳しくない」ことは周知されています。これにはいくつかの理由があります。これまで書いてきたように腰痛とはさまざまな「痛みの病理」、病態、病因からなる〝疾患群〟です。そのなかで「特異的腰痛」、すなわち局在論的、運動器機能不全論的に病態が明確な腰痛は全体の一部にすぎません。術前診断で病態の特異性が高ければ高いほど手術の成功率は高くなります。手術範囲が必要最小限になり、かつ、侵襲《しんしゅう》（手術で受ける傷）も小さくなるからです。慎重な脊椎外科医は病態が明確で診断が確実な特異的腰痛しか手術しません。つまり、〝勝ち戦〟しかしません。痛みの原因となっている病態の特異性が低い場合、痛覚変調性や心因性の要因が含まれている患者さんは、手術に成功しても術後に痛みが残ってしまうからです。

「腰痛の手術」は方法論的に言えば「病変部位の除去」、あるいは「機能的障害部位の固定」のいずれかです。これらは病態に対する原因療法です。手術目的が達成されれば〝自

＊13　レッド・フラッグ腰痛は例外。それらの場合は腰痛は「症状」でしかない。手術により原疾患の除去・征圧に成功したならば、たとえ痛みが残ったとしても治療は成功したと見なしうる。

＊14　慢性痛、特に難治性の心因性慢性痛の患者さんのなかには〝藁にもすがるような思い〟から、「少しでも痛みが減るならば手術をしてもらいたい」と訴える人もいる。しかし、残念ながらそのような人が手術を受けても、まず、満足する結果にはならないであろう。

ずと〟痛みは消えるはずです。ただし、原因療法といってもその病態を生じた「根本原因」に対する処置ではありません。局在論的、運動器機能不全的な腰痛の根本原因の多くは加齢による退行変性や生活習慣によるものですが、それを手術で治すことはできません。[15] さらに「今回の腰痛」の原因が明確であっても、その他に退行変性による「痛みの候補」がたくさんあれば、術後も別の原因で腰痛は再発してしまいます。一般に高齢になるほど病変部位の候補は多くなり、術後に別の場所から痛みが再発する可能性が高くなります。

しかし、医者もさまざまです。腰痛の病因の特異性が高くないと判断しても、他の治療がいずれも効果なく痛みに苦しんでいる患者さんを、自分の治療技術で治してあげたいと思う人もいます。そして「痛みが減れば喜んでくれる」患者さんもいます。そうして行われる手術は〝勝ち戦〟とはならなくても「無意味な手術」ではありません。こうした事例も腰痛手術全体の「成功率」計算に含まれてくるので、結果として腰痛手術の「成功率」は低くなってしまいます。

「慢性腰痛の手術」「非特異的腰痛の手術」はあまり行われていません。しかし、一方で、整形外科で「腰椎の手術」はたくさん行われています。読者の皆さんのなかにも身近に「腰の手術」を受けた知人を知っている方がおられると思います。実はその多くは「腰椎の手術」ではあっても「腰痛の手術」ではないのです。若中年者の「腰椎椎間板ヘルニア」、中高年者の「腰部脊柱管狭窄症」は腰椎手術の代表的疾患ですが、前にも書いたようにいずれも主症状は「下肢痛」なのです。腰痛を伴う場合もありますが、基本的には「下肢痛疾患」です。「痛みの病理」で説明した神経障害性疼痛です。これらの病態では神経・神経根を圧迫している、椎間板や椎骨など腰部体組織を削れば障害された神経の状態が回復します。局在論的に病変部位の特異性が高く、術前診断の確実性も高いので積極的に行われている「腰椎手術」です。神経障害性疼痛は重度になると痛覚変調を併発する場合もあり、術後にも痛みやシビレが残ることがあります。神経障害性疼痛の腰痛手術は技術論的には「神経の除圧」「脊椎の制動固定」であり、疾患の主体である障害された神経根や痛覚変調を生じている脊髄にはいっさい触れません。つまり手術の目的は「神経を障害している組織を除去し、神経機能の回復を待つ」ことです。神経障害、神経機能不全が重度の場合には手術後にも薬物療法を続けることになりますが、これは「手術の失敗」ではなく術後に行われる〝補完治療〟といえます。

＊15　退行変性した腰部体組織を再生する再生外科治療はまだ研究段階だが、自由診療として行っているところもある。

第8章　腰痛の治療者たち

〜〝あなたの先生〟が考えていること、やっていること〜

（別題：腰痛世界の歩き方）

いよいよ本書も終盤を迎えました。皆さんに再びうかがいます。腰痛になったらどこへ行きますか？　開業医、整骨院、病院の整形外科、手術名医、民間の治療名人、ペインクリニック、リハビリ病院、心療内科、精神神経科、痛みセンター……。どこに、どのような考えで、訪れますか？

ここまでは「腰痛世界」を俯瞰した〝地図〟を示してきました。でも、この地図をどんなに熟読しても皆さんはやはり途方にくれると思います。私は「痛みの病理」や「腰痛の病理」については書いてきましたが、これを診断する方法はいっさい書きませんでした。この地図だけで〝自己診断〟して、医者や病院を選ぶようなことはしてほしくはないからです。

腰痛の診療で最も重要なことは「診断」です。腰痛はさまざまな病態からなる「疾患群」です。「痛みの病理」「急性か慢性か」「持続痛か突出痛か」「静止時痛か動作時痛か」「病因論的にどの病態か」「主観的治療（痛みの対症療法）がよいのか客観的治療（病変部位の根治療法）がよいのか」、そうした組み合わせによって、多様な診断に細分されます。

腰痛をいっしょくたにして論じるのは「腹痛」を十把ひとからげにして〝腹痛症〟として対応するのと同じくらい無理があります。ご存じのように腹痛の原因となる臓器は消化器（胃、十二指腸、小腸、大腸）、肝臓、膵臓、泌尿器、生殖器、循環器などがあり、さらに各臓器ごとに固有の病気がたくさんあります。腰痛もまた、個々の患者さんごとの診断に基づいた適切な治療がなされてしかるべきです。自分の体とはいえ、腰痛に対して適切な診断をふつうの人が行うことは容易ではありません。

腰痛にはさまざまな治療が行われています。その多くが歴史的、慣習的に確立されたものであってエビデンスが乏しいものが少なくありません。しかし「エビデンスの乏しさ」＝「治療的価値の欠如」ではありません。伝統的治療とは長い時間を経て淘汰され、生き残った治療なのです。実際、そのような治療は「診療ガイドライン」で推奨されていなくても、健康保険が適応されている限り、診療所ではふつうに行われています。

その点を踏まえ、いよいよ「腰痛世界」に入る前に知っておいた方がよいこと。それは、そこにいる皆さんが出会う〝先生〟が腰痛に対してどのような「病態理解」をしているか、さらにはどのような治療を「得意」としているか、ということです。後者は特に重要です。なぜならば医者も民間療法者も「自分の治療法」がまず先にあり、病態理解（病因論）はたいていその〝後付け〟だからです。「自分はすべての腰痛病因論を知っているし、すべての治療法ができる」という先生は、まず、存在しないといってよいでしょう。「腰痛治療の名人」＝「腰痛診断の名人」ではありません。〝ラーメン屋の主人〟と同様、腰痛治療の名人とは「その人がやっている治療技術の世界において腕がよい人」に他ならず、すべての腰痛患者さんにとっての〝名人〟はいないのです。あなたの先生が「有名な腰痛治療の名人」であり、その噂が本当であったとしても、その先生が「あなたの腰痛」の名医かどうかはわかりません。プロローグで書いた「落とし穴」とは、まさにこの「不適切な組み合わせ」そして「不適切な関係」が長々と続いた場合に生じる、難治性慢性腰痛という〝医原性の病気〟になってしまうことなのです。

それぞれの医者・治療者すなわち腰痛ジャングルをともに進むガイド役が、何をもって進路を決め、どのように道を切り開くかを知っておくことが大切ということです。本書の最後に、これから腰痛の治療を受けようと思っている方、あるいはすでに治療を受けている方のために、〝あなたの先生〟が腰痛についてどのような病態理解をしており、どのような治療を得意としているか、書いてみます。

「腰痛の医療者に関する研究」は（私の知る限り）皆無であり、ご紹介できるものはありません。以下はすべて経験に基づく筆者の〝個人の見解〟です。

診療所の医者

私自身はここに分類されます。勤務医である私は例外的存在ですが、全国に1万3000近く存在する整形外科クリニックはほぼすべてが個人経営です。診療所は一次医療（プライマリケア）、地域医療、家庭医といった役割をもち、運動器疾患すべてを診療対象としています。さらに運動器以外の疾患も診ている診療所の整形外科医も少なくないでしょう。ペインクリニックや内科を専門としている先生で腰痛を診ている人もたくさんいます。

診療所の医者の強みはずばり「なんでも診ていること」です。さまざまな病因、年齢層の患者さんを診ていますので、〝診方〟が複合的・総合的です。開業何十年のベテランの先生では何万という患者さんを診た経験があり、その〝経験力〟は他の追随を許しません。患者さんを選ばない（選べない）ので、あらゆるタイプの腰痛に対応しなければなりません。特定の病因論や治療法だけでは対応できないので、臨機応変な対応をしています。整形外科医の場合は〝画像読影力〟もすぐれています。

診療所の腰痛患者さんで圧倒的に多いのは中高年、とりわけ高齢者の慢性腰痛です。病因論的には局在論または運動器機能不全論の病態が多く、「痛みの病理」としては加齢性炎症、慢性炎症による持続痛、その炎症性疼痛化による突出痛、そして神経障害性疼痛が大部分です。若年～中年の心因性慢性腰痛の患者さんも積極的に診ている先生もいます。

腰痛に対する診療所の医者の対応は「人それぞれ」でしょう。元々腰痛への関心が高い先生は理学検査、画像検査、診断にそれなりの力を入れているでしょう。神経ブロックや徒手整復などの専門的技術をもっている先生は、〝治療名人〟を目指した（？）診療をしている人もいると思います。一方、腰痛にさほど関心がない先生は、腰痛がありふれた病気であること、自然治癒型急性腰痛も中高年慢性腰痛もふつうの薬物療法と理学療法で対応が可能であること、非特異的腰痛に検査を重ねても確実な局在診断に至ることは少ないこと[1]から、「あっさりとした」対応をしていると思います。痛覚変調性の慢性腰痛は薬物療法で対応できないと感じた場合は、ペインクリニックに治療を依頼することが多いでしょう。心因性慢性腰痛と確信した場合は、心療内科や精神神経科に患者さんを紹介していると思います。レッド・フラッグの腰痛は原因疾患の専門診療科に紹介しています。

診療所の腰痛治療は薬物療法と理学療法が中心です。最近では運動療法に力を入れている診療所が増えています。現在、クリニックに通院中の患者さんの多くは、ふだんは理学療法士の先生による運動療法や物理療法を受けていることが多いと思います。

一方、診療所の医者の弱点は「多忙」であることです。毎日、何十人、ときには何百人（！）も診ている先生もいます。おのずとひとり当たりの診療時間は数分程度となります。それゆえ、心因性慢性腰痛の患者さんと「じっくり話を聞き、語りかける」治療は困難です。個人経営のクリニックでは「時間がかかる診察」は経営上のデメリットにもなるので「及び腰」になりがちです。しかし最近ではさまざまな工夫をして、心因性慢性腰痛と本格的に取り組む診療所も現れています。

病院外来の整形外科医

整形外科医がいる病院は民間病院から大学病院までその規模はさまざまです。医者の数も1人～数人というレベルから、大学病院のように数十人もいるところもあります。日本全国には約5000の整形外科をもつ病院があります。

腰痛を病院で診てもらうことの利点は、さまざまな検査機器による多角的な検査を受け

＊1　病変部位の特異的診断を確実にする目的は、「局所療法」をするためである。全身療法で対応できると考えている限り、局在診断を追求していく必要はない。非特異的腰痛を「原因不詳」のまま治療していて何ら問題はないのである。このあたりは風邪に対する対応と同じである。

られること、レッド・フラッグ腰痛の場合に原因疾患の診療科へすぐに紹介してもらえること、痛みが強くなったり自活困難になった場合（特に独居の人）には入院治療を受けられることがあげられます。

病院の整形外科外来は誰でもかかれる「一般外来」と、特定の疾患だけを診る「専門外来」に分かれている場合があります。一般外来では不特定の医師がかわるがわる診療を担当することがありますが、その場合は「いろいろな意見」を聞けること[2]を病院の利点と考えてもよいでしょう。

整形外科一般外来の先生における腰痛への対応は、診療所の医者と同じく「人それぞれ」でしょう。腰痛を専門としない先生と専門医の差は大きいと思われます。腰痛は整形外科外来で最も多い疾患ですが、腰痛を専門としない先生の場合は非特異的腰痛と診断された患者さんに対する対応は「必要最小限」となるでしょう[3]。慢性化しても自らが原因を精査しようとはあまり考えないでしょう。椎間板ヘルニアなど特異的腰痛と診断した場合は、患者さんを腰痛専門医に引き継いでもらうようにしているでしょう。一方、腰痛専門医が一般外来で腰痛患者さんを診た場合には、その人の「専門性のあり方」によって対応が異なってきます。非特異的腰痛、レッド・フラッグ腰痛、痛覚変調性腰痛、心因性慢性腰痛と幅広くすべての腰痛に関心をもつ先生ならば、どのタイプの腰痛患者さんでも診療を続けるでしょう。しかし、「腰痛の特定の病因論と治療手段」に関心をもっている先生は、おのずとその病因論に適合する患者さんを積極的に診療すると思います。そして「特定の治療法の専門家」は意識的にせよ無意識にせよ、「自分の治療法」に患者さんを誘導する傾向があります。こうした傾向はとがめられるべきものではありませんが、皆さんが知っておいた方がよい事実です。先生がすすめる治療があなたの腰痛に適合しているならばよいのですが、合わない場合は結果は芳しくないことになってしまいます。

ところで、病院の「一般外来」で診療に当たっている先生は、診療所の医者よりもひと回り以上年齢の若い人がほとんどです。医学部を卒業したての研修医も働いています。整形外科医だけでなく「外科系の医者」は基本的に手術で病気を治すことに〝生きがい〟を感じています。そのため、若い整形外科医は手術の対象とはならないタイプの患者さんに

*2　しかし同じ病院でも医師により意見が違うことになり、医者ごとに違う説明を受けて患者さんとしては混乱してしまうという欠点もある。

*3　病院では診療所のように外来通院リハビリテーションをやっていないところが多い。そのため治療は薬物療法、入院、手術となる。

対しては無関心になりがちです。私自身、腰痛には最初から関心はありましたが、若いときは「手術の対象となる腰痛」「器質的病因が明らかな腰痛」「治せる腰痛」にしか興味がありませんでした。そもそも「慢性痛疾患」という概念をもっていませんでした。医学部の整形外科の授業でも「治らない病気の患者さんを診る」方法や気構えは教わりませんでした。しかし、むかしも今も病院の一般外来は「治らない」高齢腰痛患者であふれています。若い頃の私は「ここに来ても治らないとわかっているはずなのに、どうして諦めずに通い続けるのだろう?」と〝率直〟にいらだっていました。考え方が変わったのは、疼痛学を学んだこと、慢性腰痛の疾患概念の進歩、新しい慢性痛治療薬の登場、15年間の障がい児施設での体験、短いながら在宅医療の経験、そして何よりも「自分自身も高齢者になった」ことが大きいと思います。慢性痛の患者さん、高齢者の患者さんが「医者に求めているもの」が遅ればせながらようやくわかってきました。

脊椎外科医

脊椎手術を行っているのはほとんどが整形外科医ですが、脳神経外科医とペインクリニック医も脊椎の手術をしています。腰痛患者さんが手術を受けるのは、診療所医師や病院の一般外来担当医から「手術適応」と判断され脊椎外科医に紹介された場合が多いと思いますが、患者さんが直接病院の脊椎外科医の外来を受診して決定する場合もあるでしょう。

最近は腰痛の手術は脊椎外科「専門医」が行うのがふつうです。脊椎外科医が治療対象とする腰痛は、当然ながら「手術で痛みがなくなる可能性がある腰痛」、つまり客観的腰痛、特異的腰痛です。腰痛の手術とは技術論としては病変部位の「切除」、脊椎の「固定」、障害神経の「除圧」のいずれかであり、局在論（炎症性、神経障害性）または運動器機能不全論の病態が対象となります。痛覚変調性と心因性の腰痛は中枢神経の機能的障害が主たる原因であり、それらは外科的には治せないので手術の対象とはなりません[4]。それゆえ、ふつう脊椎外科医は非特異的腰痛、痛覚変調性腰痛、心因性腰痛と診断した場合には、さらなる保存療法（手術以外の治療）を自ら検討することはしません。

脊椎手術は高度な技能を要し、熟練が必要です。多くの手術を経験すればするほど技量は高くなります。手術は「一発勝負」の治療であり、患者からすれば腰痛手術は「痛みが消えて成功」といえる治療です。一回の手術で腰痛が消えなければ当然患者さんの満足も

＊4　脳神経外科医による脳手術は一部で行われている。

得られません。必然的に脊椎外科医は手術に慎重になります。「手術実績は増やしたいが、失敗もしたくない」というジレンマを抱えます。手術の結果が芳しくないと苦労するのはもちろん患者さんですが、執刀医もまたストレスを抱え込むことになります。[5]それゆえ慎重な脊椎外科医は「術前診断」を徹底的に行って成功率の高い手術しか行いません（前述の通り〝勝ち戦〟しかしません）。ですから、〝本物の〟脊椎外科医に「あなたの腰痛は手術の対象とはなりません」「手術はしない方がいい」と断られたら、他の病院でも手術を受けない方が賢明です。本書のプロローグで、「手術はできない」と高野秀行さんを〝突き放した〟という〝内視鏡手術の名医〟は、実はそんなタイプの〝名医〟であったと思われます。

一方、脊椎外科医のなかには〝失敗を恐れない〟タイプの先生もいます。「何とか自分の技術で治してあげたい」という〝熱血先生〟です。それとは別に、自分自身あるいは病院の「実績」は手術件数で評価される[6]という〝個人的理由〟から、できる限り手術をする方針の先生もいます。手術件数の多い先生は「手術経験力」も高くなるので、手術技術は高いと期待はできます。しかし、いかに技術が高くても、熱意があっても成功するかどうかはわかりません。腰痛手術の成功とは「腰痛が消える」ことであって、「手術が計画通りに終わること」ではないからです。

皆さんに手術を受けるときのアドバイスがあります。「もしも結果が芳しくなかった場合（つまり、腰痛があまりよくならなかった場合）は、どのような治療をしてもらえますか？　引き続き先生が診ていただけますか？」と手術前に執刀医に確認しておくことです[7]。聞きにくいかもしれませんが、きちんとした医者ならばきちんと答えてくれるはずです。もしもその回答が「私は失敗はしません！」とか「私がやるべきことをやって満足していただけなかったら、他の先生に診てもらうか、元の病院に帰ってもらいます」と言うようならば（つまり、自分はもう診ませんと言うならば）、その先生の手術は受けない方が賢明でしょう。

＊5　失敗してもあまり気にしない先生もいる。そのような先生は失敗した後も「前向きに、平常心で」次の手術に臨めるので、さらに手術件数と経験が増えていき、結果として技術は向上することになる。

＊6　これは少し考えればおかしな話である。本当に評価されるべきは「手術件数」ではなく「成功率」のはずである。何％の人が術後に腰痛が消えたか、それが問われるべきである。しかし手術件数は公表されているが、成功率は公表されていない。野球の投手にたとえれば、「登板試合数」はわかっているが「勝率」は不明、というのと同じである。

＊7　つまりセーフティーネット（安全網）を確認しておくとよい。セーフティーネットが何も用意されていない手術、医者、病院はリスクが高いと見ていいだろう。

ペインクリニック医

ペインクリニック（「痛みの診療」の和訳）は「痛みをなくす、減らす、痛みを抱えながらの生活の質を高める」ことを目標とします。つまり痛みの主観主義に立脚した医療体系です。ペインクリニック医は麻酔科医です。麻酔科医は痛みの処置だけでなく、救急医療、手術麻酔、術後管理、がん性疼痛、ターミナルケア（終末医療）と「生命に関わる重大な局面」を担う医師であり、しばしば〝医師のなかの医師〟とも呼ばれています。麻酔科医の仕事が「救命と痛みの緩和」であるのは、とても象徴的なことと思われます。[8]「痛みがない生活を送ること」は、「命を救われること」に次いで人間にとって重要なことであることを示唆しています。最近はペインクリニック専門の先生や、ペインクリニックの診療所や病院も増えています。

歴史的に手術の術前術後の痛みの管理から始まった麻酔医は、痛みという主観症状の緩和を目指してきました。救急医療、がん性疼痛でも痛みの原因治療はそれぞれの傷病の専門医が行い、ペインクリニックは「症状としての痛みをやわらげる対症療法」に特化した専門家として発展してきました。本書前半で解説した疼痛学、痛みの定義、痛みの生理、痛みの病理はいずれもペインクリニック医と疼痛科学の基礎医学者が成し遂げた研究の成果です。痛覚変調（末梢性感作《かんさ》、中枢性感作、下行性疼痛抑制不全）と心因性慢性痛などの疾患概念、病態解明、そしてオピオイドや神経ブロックなどの治療はいずれもペインクリニック医の研究の成果です。

外傷、手術、がん、さらには重度の神経障害性疼痛、ＣＲＰＳなど重度の痛覚変調性疼痛の診療に当たっているペインクリニック医は難治性の〝激痛〟の専門家です。そうした「激痛状態」の痛みへの対応は原疾患の担当医では困難であり、ペインクリニック医に依頼します。しかし、腰痛では激痛を伴う難治性の慢性腰痛は多くありません。局在論的・運動器機能不全論的に一次的原因がつかめている場合は、疼痛強度がさほど強くないときには、難治性であっても原則的には整形外科の診療対象となります。しかし、最近ではより一般的な高齢者の慢性腰痛などを診るペインクリニックの外来・診療所も増えてきました。

ペインクリニックの治療は薬物療法と神経ブロックが主体です。痛覚変調性疼痛に対してここ10年に使われるようになった神経障害性疼痛治療薬と下行性疼痛抑制賦活薬は、い

＊8　痛みは呼吸、体温、血圧、脈に次ぐ「第5のバイタルサイン」と呼ばれることもある。

ずれもペインクリニック医と基礎医学者の共同研究でつくり出されました。

このように〝パワフル〟な痛みの治療者であるペインクリニック医ですが、画像診断はあまり得意ではない（あまり関心がない）ようです。ペインクリニックは痛みの主観主義に立脚しているので当然かもしれません。「腰痛の病変部位はどこなのか」の検査は主観主義に基づく治療（つまり対症療法）を行うに当たっては必須ではないからです。

心療内科医・精神神経科医、臨床心理士

心療内科医、精神神経科医の治療対象となる腰痛は心因性の慢性腰痛です。精神療法と心理療法については治療法のところで述べました。慢性腰痛の患者さんが心療内科、精神神経科に受診するためにはたいてい前医からの紹介が必要です。前医が慢性腰痛の原因が「器質的なものではない」あるいは「器質的なものはあっても心因性が強い」ことが疑われた患者さんが紹介されます。受診に際しては前医の判断を患者さんがある程度受容していることが条件となります。

心療内科、精神神経科は主観主義の診療体系です。心理学と精神医学の方法によって心を分析しますが、腰痛の場合、心因の〝病変部位〟である脳の「検査データ」は診断には

あまり役に立ちません。さらに、心療内科医、精神神経科医が、紹介された慢性腰痛の患者さんの原因をやはり器質的原因ではないかと考えたとしても、彼らがあらためて「腰の再検査」をすることもないと思われます。

心療内科、精神神経科における心因性慢性腰痛の治療法は、薬物療法、精神療法、心理療法ですが、最近では理学療法士と連携して運動療法を取り入れているところもあります。心療内科医と精神神経科医の治療は診察と薬物療法だけの場合もあれば、自ら精神療法を行っている先生もいます。さまざまな種類がある心因性の慢性腰痛に対してエビデンスが確立された薬物はまだありません。

臨床心理士は医師の診断に基づいて精神療法・心理療法を行う「治療の専門家」です。先にご紹介した認知行動療法は、臨床心理士が行っているところが多いと思われます。

理学療法士

わが国では理学療法士は病院と診療所だけでなく、在宅医療、介護サービス、高齢者施設、障害者施設などさまざまな分野で働いています。医療機関で働く理学療法士は「医師の指示のもと理学療法を行う治療の専門家」です。腰痛診療では急性腰痛から心因性慢性腰痛まであらゆるタイプの腰痛の治療に関わっており、いわば〝腰痛治療の全能プレイヤー〟です。最近の整形外科診療所では理学療法士による運動療法を重視しているところが多く、理学療法は医師による薬物療法と並んで腰痛治療の「二本柱」となっています。

理学療法士とリハビリテーション医学の原点は、外傷や脳卒中後の社会復帰を目指した「運動機能の回復訓練」です。そのため治療の柱は運動療法であり、腰痛においても例外でありません。理学療法士が依って立つ腰痛の病因論は第一に運動器機能不全論です。形態、姿勢、動作、運動、さらにはスポーツなどが原因となって生じる腰痛の治療に当たります。

疼痛科学に基づく「痛みの病理」から見た運動療法の〝研究課題〟についても、本書ではこれまで何度か言及しました。運動が炎症、痛覚変調性、心因にどのように作用し、痛みをやわらげるのか、疼痛学の知見とは必ずしも整合しない部分もあります。しかし、そのことを理由に私が理学療法士の行う運動療法の価値に疑問をもっているわけではありません。事実として痛みが軽減するだけでなく、筋力、活動性、生活能力、生活の質など腰痛患者さんが抱えるさまざまな問題に対して、理学療法士が行う運動療法が薬物療法では得られない治療効果をもたらしていることは、自分自身の経験はもちろん豊富なエビデンスで証明されています。運動療法の痛み緩和メカニズムは対症療法ではなく、侵害受容の一次的原因となっている体組織の状態を改善する原因療法と位置付けられると考えていいでしょう。さらには痛覚変調性腰痛に対する「神経リハビリテーション」、「感覚運動連関」への作用、「ＥＩＨ」も、運動により腰痛が軽減するメカニズムと考えられています。

理学療法士は自ら診察により腰部運動器を分析してその機能不全を診断し、痛みを軽減する運動療法と物理療法を計画し、実施します。先に「理学療法士は医師の診断と指示のもとに治療を行う」と書きましたが、この規則はなかば形骸化していると認めざるを得ません。腰痛の動的分析は医師の苦手とするところであり、医師が理学療法士に伝えているのは「問診と画像所見に基づく診断名」と「禁忌事項」だけであって、医師は運動療法の根拠となる「運動器機能不全の病態診断」まではしていないし、したくてもできないのがふつうです。それゆえ理学療法士は医師の診断を踏まえて、「患者さんの姿勢・動作・運動を診て、独自に診断と治療を行う痛みの専門家」と考えてもらった方が現実的です。実際、すでに理学療法士の治療を受けている腰痛患者さんはそのように理学療法士を見なしているのではないでしょうか。患者さんは医者と接する時間よりも理学療法士の先生と接する時間の方がはるかに長く、体に触れてもらい、生活のさまざまな相談も聞いてもらっているので、医者よりも理学療法士の先生への信頼感が自ずと高くなるでしょう。うかうかしていると、われわれ医者は「薬と湿布を出すだけ」の存在になってしまいます。

理学療法士の対象とする腰痛は、急性腰痛から慢性痛（スポーツ、勤労者、高齢者、痛覚変調性、心因性）と多岐に及びます。そのため病態別に専門化した理学療法士の先生も増えています。そうした〝スペシャリスト〟の理学療法士の在籍する診療所や病院はそのことをサイトなどに掲示していることもあるので、受診の際にはチェックしておくとよいでしょう。

理学療法士に関して特記すべきは、近年になり「疼痛科学の研究者」が増えていることです。かつては学会や論文に研究発表するのは医者か大学理科系学部出の基礎研究者だけでした。今では運動器疼痛研究の領域では研究者のかなりを理学療法士が占めており、整形外科医をしのぐほどになっています。筆者が所属する「日本腰痛学会」「日本疼痛学会」「日本運動器疼痛学会」では理学療法士の方々が運動療法の臨床研究だけでなく、「痛みの生理」「痛みの病理」の疼痛科学研究を盛んに発表しており、重要な成果が報告されています。国際的な研究活動をしている理学療法士の先生もたくさんいます。今や理学療法士は「疼痛科学の研究者」でもあるのです。

民間療法者

「民間療法」の定義はありませんが、腰痛領域における「民間療法」とは「医師またはその指示下の治療者（理学療法士、臨床心理士など）が行っている治療以外の治療」の総称と考えてよいでしょう。ひと言で民間療法といっても、「柔道整復士の整骨院・接骨院」、「カイロプラクティック」などの整体術、そしてその他の「自己流の病因論と治療法」による〝施術所〟（用語は定まっていない）まで、多種多様、百花繚乱の状態です。プロローグにご紹介した高野さんの体験した「治療名人」のほとんどは民間療法の先生でした。

わが国では慢性腰痛患者さんの約半数が民間療法を受けているという事実があります[1]。腰痛の治療を受けることを考えている読者のために書いたガイドブックを標榜する本書で、民間療法に言及しないわけにはいきません。ただし、私自身は民間療法の治療者との接点はほとんどなく、（当然ですが）患者として受診した経験もありません。以下の記述は制度的に確実にいえること、そして民間療法の先生の著作やインターネットサイトなどに基づいたものです。

民間療法の施術者は医師ではないので放射線画像検査、血液検査、薬物処方はできません。したがって診断は問診、理学所見、誘発テスト、そしてそれぞれの「独自の病因論」によって行われます。まず問題と指摘できるのは独自の病因論の信憑性です。「私はこのような方法で腰痛を治療している。それで痛みがとれるので、腰痛の原因はそのようなものである」というのが〝サンタ〟論理です。すでに言及してきたように、この論理は整形外科医や理学療法士にもいえることですが、民間療法の難点は「初めに治療ありき」の印象が強いことです。

しかし、私はそうした「民間療法の治療」を頭ごなしに否定するつもりはありません。高野さんが本のなかでいみじくも推定したように「３割ぐらいは効果がある」のかもしれません。だとしたら、民間療法の〝成功率〟は医者のそれと比べてさほど見劣りするわけでもありません。だからこそ多くの患者さんが民間療法を受けている事実があるのでしょう。「まったく効かなかったら」「有害だったら」患者さんは誰も民間療法には行かないでしょう。

整形外科診療所の医者として、民間療法者は〝商売敵〟ですが、痛みの研究者としての私は「彼らの治療」に関心をもっています。それぞれの施術でよくなる腰痛とはどのような病態なのか？　そのことを科学的に明らかにしてもらえれば、腰痛医学に大いに貢献するでしょう。願わくは、民間療法の先生方も「治療名人」を目指すばかりでなく、研究者として自らの治療を客観的にとらえた調査をしていただけないか、と思います[9]。どのような患者さんがその治療にふさわしく、どのような患者さんが合わないのか、研究をして報告していただけないかと思います。学会や学術誌の門戸は開かれているのですから。

民間療法のもうひとつの問題点は「客観的検査ができていない」ことです。画像検査も血液検査も認められていません。レッド・フラッグ腰痛を心配している人や、自分の腰痛の原因を詳しく知りたい人は、医者にかかった方がいいでしょう。薬物療法ができないことも問題です。

腰痛の治療薬はここ10年ですっかり様変わりしました。痛覚変調性、心因性の慢性腰痛の治療薬の有効性は確かなものがあります。運動療法のテクニックも大きく変わりました。かつては整形外科に通っていたが、薬や物療が全然効かなかったのでその後はずっと民間療法に通い続けているという方は、今一度、医者にかかってみてはいかがでしょうか。

＊9　欧米の民間療法者そして最近では中国の鍼灸研究者が疼痛科学の研究論文を英語で多数報告している。

終章

痛みのリテラシーを高めよう

本書では、疼痛学と疼痛科学の研究によりわかった「痛みのしくみ」と「痛みの病理」を解説してきました。そして腰痛についてその「病因論」を説明したうえで、「腰痛医学の世界」とそこで活躍する「治療者たち」の考え方について私の意見を述べました。本書が痛みで悩んでいる人、これから腰痛の治療を受けようと考えている人、長年腰痛で治療を受けてきた人にとっての「腰痛世界のガイドブック」になれば幸いです。

世界は2年以上にわたり新型コロナウイルス感染症（ＣＯＶＩＤ19）に翻弄されてきました。本書執筆時点（２０２２年４月）では事態はまだ収束していません。にわかに起こったパンデミック（汎地球レベルの感染拡大）により世界は大混乱に陥りました。さまざまな新事実、意見、デマ、フェイクニュースがあふれました。ウイルスに対する根本的な誤解、ワクチンへの〝疑惑〟、多士済々の「感染症専門家」……。何だか腰痛世界と似てきました。さすがに〝コロナの治療名人〟は現れてはいませんが。

突然発生した新型コロナウイルス感染症は「全人類が対象となる、死に至るかもしれない疾患」ゆえに、これに対する啓蒙報道、デマやフェイクニュースに対する警戒情報も、政府やマスコミから繰り返し発信されています。誤解が広まれば世界的惨禍はいっそう拡大し、医療にかかるコスト、経済活動の停止による損失はさらに大きくなってしまうからです。少なくともわが国では、ウイルスとは？　ウイルス感染症とは？　ワクチンとは？の知識は急速に国民に広がったのではないかと思います。恥ずかしながら私も「素人レベルの誤解」をいくつもしていました。「ウイルスは体外では増殖しない」という「医者としての初歩的知識」を失念していました。「mRNAワクチン」という最新の治療についてはまったく知らず、「自分が打たれてから」しくみを知りました。澎湃《ほうはい》として登場した「感染症専門家」の先生方については、彼らは意見を求められたので自説を述べているだけなので、そのこと自体には研究者としては問題はないと思います。しかし「医学研究」に疎い多くの国民にとっては、彼らの言っていることが「仮説」にすぎないことを理解するのは難しく、そのまま「真説」として受け止めてしまった人は多いでしょう。さらに異なる意見を聞いて翻弄されてしまった人も多いでしょう。そうならないためにも、個々人が正しい知識を身につけておく必要があります。

　腰痛医療もまったく同じです。ごく一部の人が罹患する珍しい病気に関しては全国民が知る必要はありません。しかし痛みは誰もが体験します。腰痛はウイルス感染症ほどではありませんが、膨大な患者数を抱え〝国民病・人類病〟とも呼ばれる病気です。それゆえに全国民レベルで基本的な知識をもっていた方がよいのです。腰痛の研究論文ではたいてい冒頭で研究の背景や動機として「腰痛医療による膨大な経済的損失」に言及するのが〝お約束〟になっています。医療費だけでなく、社会保障、慢性腰痛患者さんの欠勤による生産性損失までが「腰痛問題」とされているのです。そしてそれらがすべて慢性腰痛の研究の意義として強調されているわけです。

すべての人が「痛みと腰痛のリテラシー（理解・整理し、活用する能力）」を高めることが重要です。正確な知識をもって医療に臨めば、自分にとって最適の治療を選択し、治療による深刻な失敗を回避し、治療にかかるムダな時間と費用を減らすことができるからです。成人病、がん、老化など有病率が高い病気はみな同じであり、すべからく「国民のリテラシー」を高めるべきなのです。

腰痛の名医とは？

高野秀行さんは「腰痛治療の名医」を求めて腰痛ジャングルを探検しました。はたして名医はいるのでしょうか？　名医の定義にもよりますが、少なくとも「腰痛のすべてを知っている、どんな腰痛でも治療できる、治療は常に成功する」そんな三拍子そろった名医は地球上にひとりもいないでしょう。巷間の名医は西洋医学、民間療法ともに特定の治療の〝名人〟です。診断能力はそれぞれですが、「自分の治療にあった腰痛患者しか診ない方針」の人から、「すべての腰痛患者を自分のやり方で診る方針」の人までさまざまでしょう。どちらも問題がありますが、どちらかというと後者の先生のほうが困った存在です。前者タイプの先生は少なくとも「否定的ながら明確な診断」を患者さんに伝えているからです。そのような脊椎外科の先生が手術適応がないというなら、少なくとも「切除・固定・除圧」手術で治るような腰痛ではないことを患者さんは知ることができます。逆に後者タイプの先生にかかっていると「治るものも治らない」ことになってしまいます。

さまざまな要素をもつ疾患群である腰痛。その治療を受けるに先立ち最も重要なのは診断です。急性／慢性、グリーン・ライト／イエロー・フラッグ／レッド・フラッグ、病因は炎症性・運動器機能不全性・痛覚変調性・心因性のいずれか。主観主義の医療を求めるのか、客観主義の医療を求めるのか。それぞれの患者さんにとって「望ましい治療」は、これらの因子の組み合わせにより違ったものになります。こうした診断が自分でできればそれに合った治療名人のところに行けばよいということになります。簡単に言ってしまえばその通りですが、自分で診断するのは容易でありません。特に心因性腰痛の場合は、自分で自分の心を分析しなければなりません。
高野さんの友人が示したという「ラーメン屋のオヤジ理論」は民間療法の名人が本質的に〝自称名人〟であることを突いています。しかし、本物のラーメンと腰痛には決定的な違いがあります。お客は「ラーメンの味」を自分で判断できるので店を選ぶことができます。しかし腰痛の患者さんは、自分が受けている治療が最善のものかを判断することができません[1]。

私は「腰痛の名医」とは、何よりもまず「診断の名医」のことだと考えています。さまざまな「痛みの病理」「腰痛の病因論」から、目の前にいるひとりの患者さんを総合的に診断し、適切な治療方針が示せる人です。自らは「治療の名人」である必要はありません。診断が的確になされたならば、その診断に合った治療施設、「名人」に治療を委ねればよいわけですから。

私がイメージする「腰痛専門医」は「オーケストラの指揮者」のような存在です。指揮者は自らが名演奏家である必要はありません。全体を調和させてひとつの完成された音楽をお客さんに提供する仕事です。この場合、治療名人は個々の楽器の「名演奏家」ということになります。ただし、指揮者と腰痛専門医にもまた決定的な違いがあります。指揮者はお客さんがどの音楽を聴きたがっているか知っています。そして、お客さんが自分流にアレンジした曲を聴きたくて来ていることも知っています。ですから指揮者は何よりも自己表現のベストをつくせばよいのです。これに対し腰痛専門医は、患者さんという「お客さんの体」に何が起こっているのか、体は何を求めているのか、まず考えなければなりません。いわば「客がどんな音楽を聴きたがっているのか知らない指揮者」みたいな存在です。クラシックなのか、ジャズなのか、はたまたポピュラー音楽なのか。目の前の「ひとりの客」が「聞きたがっている音楽」をまず〝診断〟しなければなりません。診断が間違っていれば、どんな名演奏をしても患者さんという〝客〟は満足しないでしょう。「自分では気づいていないが、実は民謡を聞きたがっている人」に、モーツァルトを聴かせてもだめなように。

＊1　先生がやさしいとか、病院がきれいとか、などの「本質的ではない」点については誰でも判断できる。ネットで散見される病院の口コミはたいていそのようなことしか書かれていない。それでは肝心の治療が自分の腰痛にふさわしいものか、効果をあげているのか、判断することはできない。

結局、どこへ行けばよいのか（別題：腰痛世界の歩き方）

「腰痛の総合診断の名医」はいるのでしょうか？　炎症から心因まですべてひとりで診断できる先生はいるでしょうか？　急性腰痛から慢性腰痛の検査手段を備えた病院はあるでしょうか？　残念ながらすべてを満足する医者も病院もまだありません。慢性腰痛に関しては、「痛みセンター」が急速に全国に設置され始めています。２０２１年10月現在、全国には35箇所[2]の「痛みセンター」があります[1]。「痛みセンター」では整形外科医、ペインクリニック医、精神科医、理学療法士、作業療法士[3]、臨床心理士、社会福祉士などによる「総合的な診断と治療」が行われています。「痛みセンター」で診ている腰痛とはおもに難治性の心因性慢性腰痛です。

　いかなる慢性腰痛の患者さんでも、初めて腰痛を体験したときがあったはずです。そのときに的確な診断と治療がなされていれば、（理想論かもしれませんが）慢性化は防げたかもしれません。急性腰痛が自然治癒型（グリーン・ライト腰痛）なのか、慢性化する（イエロー・フラッグ型）なのか判断するには専門的判断が必要です。私はすべての「腰痛問題」を俯瞰して「最初が肝心」だと常日頃考えています。

　初めて腰痛を体験した方は、まずご自宅近くの整形外科クリニックに行くことをおすすめします。「腰痛専門」でなくてかまいません。経験豊富なベテランの先生ならば、「痛みのしくみ」や「腰痛の病因論」を特に意識していなくても、「経験力」により的確な診断をして最適の治療に導いてくれるでしょう。

本書は治療名人を紹介することを目的としない、と冒頭に書いたのに、私は最後の最後で「整形外科クリニックに行こう！」と宣伝して本書を締めくくろうとしています。「犯人は実は主人公（あるいは叙述者）だった」ことが最後に明かされた「叙述ミステリー」小説みたいで恐縮です。誤解なきよう釈明すれば、私はクリニックの整形外科医が「腰痛治療の名医」だとは言っていません。年季を積んだベテランの先生は、経験力に基づきほぼ間違いない判断を下すことができると思っているのです。であれば、どのタイプの腰痛についても妥当な方針を示すことができるでしょう。腰痛患者さんの大部分を占める自然治癒型急性腰痛と中高年の慢性腰痛は薬物療法と理学療法で対応可能なので、クリニックで治療できます。〝きつい〟炎症を伴う腰痛、腰部神経根障害の合併例、痛覚変調性腰痛は薬物療法で痛みが軽快しないときは、二次医療の病院（整形外科、脊椎外科医、ペイン

＊2　2021年10月現在。
＊3　おもに上肢、手、指の機能訓練を行う療法士。腰痛疾患での関わりは少ない。

クリニック医）へ紹介します。レッド・フラッグ腰痛を発見したら直ちに専門医への紹介手続きをとります。難治性の心因性腰痛は心療内科、精神神経科、痛みセンターに紹介することになるでしょう。いずれにしても、対応が困難な患者さんを無理して診療し続けることはしないはずで、適切な「専門家」を紹介してくれると思います[4]。民間療法をすすめる先生もいるかもしれません。クリニックの整形外科は、腰痛世界のよき「水先案内人（ナビゲーター）」なのです。

すでに腰痛の治療で通っているがなかなかよくならないと感じている方は、診療所、病院、痛みセンターにいる「腰痛専門医」への受診をおすすめします。紹介状なしでも受診できるところもあります。ただし、特定の治療だけをウリにしている先生や病院は避けた方がいいかもしれません。診断との適性を度外視してウリにしている治療に誘導される可能性が高いからです。

大きな外傷後や腰椎手術後に強い痛みが続いている方は、ペインクリニックがふさわしいでしょう。薬物療法、神経ブロック、脊髄電気刺激などペインクリニック医が得意とする治療を受けることができます。

スポーツによる慢性腰痛に悩まされている若・中年の方は、理学療法士の指導を受けるのがよいでしょう。スポーツ腰痛を専門とする理学療法士は競技ごとに専門が分かれている場合もあるので、インターネットなどで情報を得てから受診するとよいでしょう。

ご自身が「心の問題が大きい」と自覚されていたり、すでにそのような診断を医者から受けている慢性腰痛の方は、心療内科、精神神経科、痛みセンターへの受診をおすすめします。診療所や病院の医者は「心因性腰痛だろう」と考えていても自分からは言い出さないこともあります。その場合、ふつうの鎮痛薬や運動療法による治療が漫然と続けられてしまう可能性もあります。患者さんが自発的に申し出て下されば、医者も気軽に（？）紹介状を書いてくれると思います。

その他、労働災害、交通事故、子ども、女性、妊娠、知的障がい者、認知症高齢者などなど、背景要因ごとにさまざまなアドバイスがありますが、もはや紙幅が尽きてしまいました。よくわからないときは……まず整形外科クリニックへどうぞ！

＊4　筆者の診療所があるような都市部での話である。地方ではそのような紹介先が近くにはなく、診療所の先生が診療し続けるしかない状況もあるだろう。

エピローグ

さて、本書の冒頭でご登場いただいた〝腰痛探検家〟高野秀行さんは結局どうなったのでしょうか？　ネタバレになるので書けませんが、腰痛医者の私からすると「やっぱり！」と思う結末でした。とにかく、とても面白い本なので是非ご一読下さい[2]。高野さんのように腰痛世界を本気で〝冒険〟するとトンデモないことになります。

高野さんの推定通り、どんな治療名人であってもすべてのタイプの腰痛を診ていたのでは成功率はたかだか〝3割程度〟でしょう。患者さんの側で、痛み、腰痛、腰痛治療、腰痛治療者のリテラシーを高めておけば腰痛世界で迷子になることはなくなります。すぐに腰痛が完治する最短コースではないかもしれませんが、少なくとも「まったく的外れの治療」に時間を費やすことは減らせるでしょう。痛みのリテラシーを高めておけば、自分の腰痛に合った先生を見つけやすくなると思います。

本書の刊行に当たり、執筆をご提案下さり、原稿の御批評をいただいた幻冬舎の方々に御礼申し上げます。運動器疼痛研究の長年の盟友であり、わが国の慢性痛医療のトップランナーである、愛知医科大学学際的痛みセンター教授・牛田享宏先生には専門的見地から内容のご講評とご監修をいただきました。この場を借りてお礼申し上げます。

本書では疼痛学の研究領域では使われていない筆者独自の用語、専門家のなかではあまり議論されていないような痛みに関わる概念、そして〝たとえ話〟を書いていますが、文責はすべて筆者にあります。

参考文献

プロローグ

(1) 高野秀行『腰痛探検家』集英社、２０１０年
(2) McMahon SB, Koltzenburg M, Tracey I, et al. Wall and Melzack's Textbook of Pain. 6th Edition. Elsevier, 2013.

序章

(1) 武田徹『現代日本を読む　ノンフィクションの名作・問題作』中央公論新社、２０２０年
(2) 松村むつみ『「エビデンス」の落とし穴「健康にいい」情報にはランクがあった!』青春出版社、２０２１年
(3) 日本整形外科学会診療ガイドライン委員会　腰痛診療ガイドライン策定委員会『腰痛診療ガイドライン２０１９』改訂第2版、南江堂、２０１９年

第1章

(1) IASP. IASP Taxonomy: pain, 2020. Available at: https://www.iasp-pain.org/resources/terminology/. Accessed April 20, 2022.
(2) 小山なつ『増補改訂新版　痛みと鎮痛の基礎知識』技術評論社、２０１６年
(3) 丸山一男『痛みの考えかた　しくみ・何を・どう効かす』第1版、南江堂、２０１４年

(4) 佐和貞治『炎症消退に関わる脂質メディエーター』日集中医誌、２０１０年、17: 269-278
(5) 養老孟司 南伸坊『超老人の壁』毎日新聞出版、２０１７年
(6) マーク・ソームズ、岸本寛史 佐渡忠洋 訳『意識はどこから生まれてくるのか』青土社、２０２１年
(7) ヴィクトリア・ブレイスウェイト、高橋洋 訳『魚は痛みを感じるか？』紀伊國屋書店、２０１２年
(8) ジョセフ・ルドゥー、松本元 川村光毅 小幡邦彦ほか訳『エモーショナル・ブレイン 情動の脳科学』第4刷、東京大学出版会、２０１５年
(9) ワイルダー・ペンフィールド、塚田裕三 山河宏 訳『脳と心の正体』法政大学出版局、１９８７年
(10) 倉田二郎 編著『痛みのバイオマーカーとしての機能的脳画像診断法』真興交易（株）医書出版部、２０２０年
(11) クリストフ・コッホ、千葉啓恵 翻訳協力「意識の探求：感覚経験は脳のどこで生まれるのか 電気刺激 刺激意識を探る」『別冊日経サイエンス２５２ 脳科学の最前線 脳を診る心を探る 認知症 ＢＭＩ 臨死体験 衝動と制御』日経サイエンス、２０２２年、p12-17

第２章
(1) ダニエル・デネット、山口泰司 訳『解明される意識』第7刷、青土社、２０１７年
(2) クリストフ・コッホ、土屋尚嗣 小畑史哉 訳『意識をめぐる冒険』岩波書店、２０１４年
(3) スタニスラス・ドゥアンヌ、高橋洋 訳『意識と脳 思考はいかにコード化されるか』紀伊國屋書店、２０１５年
(4) マーク・ソームズ、岸本寛史 佐渡忠洋 訳『意識はどこから生まれてくるのか』青土社、２０２１年

(5) アントニオ・R・ダマシオ、田中三彦　訳『無意識の脳　自己意識の脳　身体と情動と感情の神秘』第6版、講談社、２００３年
(6) 鈴木貴之『ぼくらが原子の集まりなら、なぜ痛みや悲しみを感じるのだろう　意識のハード・プロブレムに挑む』勁草書房、２０１５年
(7) 茂木健一郎『クオリア入門』ちくま学芸文庫、２００６年
(8) デイヴィッド・J・チャーマーズ、林一　訳『意識する心　脳と精神の根本理論を求めて』白揚社、２００１年

第３章

(1) 日本バーチャルリアリティ学会　VR心理学研究委員会『だまされる脳　バーチャルリアリティと知覚心理学入門』講談社、２００６年
(2) スタニスラス・ドゥアンヌ、高橋洋　訳『意識と脳　思考はいかにコード化されるか』紀伊國屋書店、２０１５年
(3) サンドラ・ブレイクスリー　マシュー・ブレイクスリー、小松淳子　訳『脳の中の身体地図　ボディ・マップのおかげで、たいていのことがうまくいくわけ』インターシフト、２００９年
(4) 高橋弦『しびれ考　考察に基づく新たな語義の提案』整形外科, 70: 351-358, 2019
(5) 養老孟司　南伸坊『解剖学個人授業』新潮社、１９９８年

第４章

(1) IASP. IASP Taxonomy: pain, 2020. Available at: https://www.iasp-pain.org/resources/terminology/. Accessed April 20, 2022.
(2) IASP. IASP Taxonomy: nociplastic pain, 2022. Available at: https://www.iasp-pain.org/resources/terminology/. Accessed April 20, 2022.

第５章
(1) 高橋弦『みえる腰痛　体性感覚構造図』第1版、南江堂、２０１２年
(2) 高橋弦　園部俊晴『腰痛の原因と治療　運動器疼痛症候論に基づく総合的な診療』運動と医学の出版社、２０１９年

第６章
(1) 日本整形外科学会、日本脊椎脊髄病学会診断評価等基準委員会　編『JOABPEQ JOACMEQ マニュアル』南江堂、２０１２年
(2) Nikaido T, Sumitani M, Sekiguchi M, et al: The Spine painDETECT questionnaire: Development and validation of a screening tool for neuropathic pain caused by spinal disorders. PLos One 13: e0193987, 2018.

第７章
(1) 天童荒太『ペインレス』新潮社、２０１８年
(2) 松原貴子　沖田実　森岡周、Pain Rehabilitation.　第１版第３刷、三輪書店、２０１３年

(3) 清水栄司　田口佳代子：心理療法（認知行動療法など）、田口敏彦　飯田宏樹　牛田享宏　編『疼痛医学』、第1版第1刷、医学書院、２０２０年、p287-292.

第8章

(1) 中村雅也　西脇祐司　牛田享宏 et al:「運動器の慢性疼痛に関する疫学調査」『Journal of musculoskeletal pain research』日本運動器疼痛学会　編、２０１２年、4: p46-50

終章

(1) 慢性の痛み情報センター、Available at: https://itami-net.or.jp/hospital. Accessed April 14, 2022.

(2) 高野秀行『腰痛探検家』集英社、２０１０年

著者紹介

高橋 弦（たかはし ゆづる）

1984年（昭和59年）千葉大学医学部卒業。2012年7月より山王整形クリニック（千葉市稲毛区）診療所長。日本運動器疼痛学会理事、日本疼痛学会代議員。趣味は鉄道模型と現代アートの鑑賞。

幻冬舎ルネッサンス新書 256

腰痛《ようつう》世界《せかい》の歩《ある》き方《かた》

2022年10月19日　第1刷発行

著　者　高橋弦
発行人　久保田貴幸

発行元　株式会社 幻冬舎メディアコンサルティング
〒151-0051　東京都渋谷区千駄ヶ谷4-9-7
電話　03-5411-6440（編集）

発売元　株式会社 幻冬舎
〒151-0051　東京都渋谷区千駄ヶ谷4-9-7
電話　03-5411-6222（営業）

ブックデザイン　田島照久
印刷・製本　中央精版印刷株式会社

検印廃止

Printed in Japan
ISBN978-4-344-94043-7 C0247
幻冬舎メディアコンサルティングＨＰ
http://www.gentosha-mc.com/